如果菜不痛

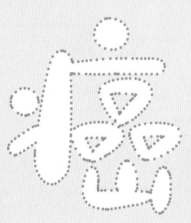

U0284213

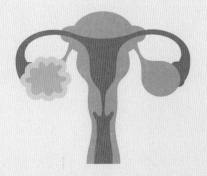

·季加孚· ·张 宁· 肿瘤科普百科丛书
总主编 执行总主编

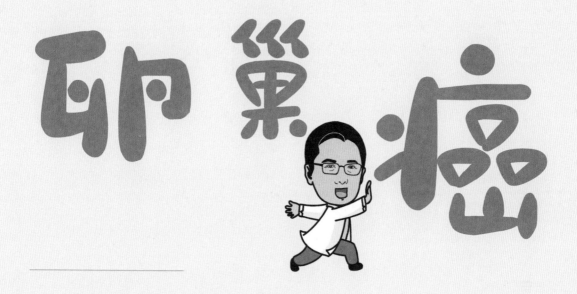

卵巢癌

主 编 高雨农

副主编 张乃怿 高维娇

编 者（按姓氏笔画排序）

王 巍	北京大学肿瘤医院	高 敏	北京大学肿瘤医院
王红国	北京大学肿瘤医院	高雨农	北京大学肿瘤医院
宋 楠	北京大学肿瘤医院	高维娇	北京大学肿瘤医院
张 楠	北京大学肿瘤医院	舒 桐	北京大学肿瘤医院
张乃怿	北京大学肿瘤医院	蔡 艳	北京大学肿瘤医院

秘 书 高维娇 北京大学肿瘤医院

人民卫生出版社
·北 京·

《肿瘤科普百科丛书》编写委员会

健康是促进人全面发展的必然要求，是经济社会发展的基础条件，是民族昌盛和国家富强的重要标志。人们常把健康比作1，事业、家庭、名誉、财富等就是1后面的0，人生圆满全系于1的稳固。目前我国卫生健康事业长足发展，居民主要健康指标总体优于其他中高收入国家平均水平，健康中国占据着优先发展的战略地位。但随着工业化、城镇化、人口老龄化进程加快，中国居民生产生活方式和疾病谱不断发生变化。心脑血管疾病、癌症、慢性呼吸系统疾病、糖尿病等慢性非传染性疾病导致的死亡人数占总死亡人数的88%，这些疾病负担占疾病总负担的70%以上。了解防控和初步处理这些疾病的知识，毋庸置疑，会降低这些疾病的发生率和死亡率，会降低由这些疾病导致的巨大负担。

　　我国人口众多，人均受教育水平较低，公众的健康素养存在很大的城乡差别、地区差别、职业差别，因此公众整体的健康素养水平较低。居民健康知识知晓率低，吸烟、过量饮酒、缺乏锻炼、不合理膳食等不健康生活方式比较普遍，由此引起的疾病问题日益突出。《"健康中国2030"规划纲要》中指出，需要坚持预防为主，深入开展爱国卫生运动，倡导健康文明生活方式，预防控制重大疾病。这是健康中国战略的重要一环，需要将医学知识、健康知识用公众易于理解、接受和参与的方式进行普及。这种普及必须运用社会化、群众化和经常化的科普方式，充分利用现代社会的多种信息传播媒体，不失时机地广泛渗透到各种社会活动之中，才能更有效地助力健康中国战略。

　　据统计，中国每天有1万人确诊癌症，癌症是影响人民身体健康的重要杀手之一。在众多活跃于肿瘤临床一线、热衷于为人民健康付出的专家们的支持和努力下，通过多次研讨，我们撰写了这套《肿瘤科普百科丛书》，它涵盖了我国最常见的肿瘤。我们在吸取类似科普读物优点的基础上，不单纯以疾病分类为纲要介绍，还以患者对不同疾病最关心的问题为中心进行介绍。同时辅以更加通俗的语言和图画，描述一个器官相关的健康、保健知识，不但可以使"白丁"启蒙，还可以使初步了解癌症知识的人提高水平。

最后，在此我衷心感谢每一位主编和编委的支持和努力，感谢每位专家在繁忙的工作之余，仍然为使患者最终获益的共同目标而努力，也希望该丛书能够助力健康中国行动。

季加孚

北京大学肿瘤医院　北京市肿瘤防治研究所

2022 年 4 月

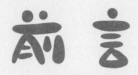

前　言

　　卵巢癌，一直都是妇科肿瘤领域比较棘手的癌种。以往通常有 3 个 70% 的说法：一旦发现，70% 的患者已经处于肿瘤的晚期；经过手术＋化疗的常规治疗，70% 的患者会在 2~3 年内复发；大约 70% 的患者活不过 5 年。作为 JNCC（*Journal of the National Cancer Center*）创刊首篇的赫捷院士团队《2015 年中国癌症发病与死亡统计》的文章表明，2015 年中国全年卵巢癌的新发病例约 5.3 万，死亡病例约 2.5 万。由此可见，卵巢癌严重威胁着我国妇女的生命健康。

　　经过全世界医疗专家们的不懈努力，卵巢癌的诊治在过去的几十年里取得了非常显著的进步，尤其是近几年，随着基因测序技术的发展、靶向药物的临床应用，卵巢癌的治疗更是发生了翻天覆地的变化。

　　但是，由于医学专业的特殊性，广大人民群众对于医学专业知识仍非常匮乏，导致医患双方在诊疗过程中的信息严重不对等，这样势必会给双方的交流沟通带来阻碍。为了提高民众对于卵巢癌诊治的认识，我们积极参与《肿瘤科普百科丛书——卵巢癌》分册的编写工作，希望通过这本书，给广大卵巢癌患者、卵巢癌患者家属，或者更为广泛的普通读者，提供一些卵巢癌的科普知识。从卵巢癌的诊治常规，到最新进展，甚至是手术、化疗以及随访的注意事项，都给予了尽量简单清楚的讲解说明。

高雨农

北京大学肿瘤医院

2022 年 4 月

目 录

六、有毒性但能救命的化疗 ⋯⋯⋯⋯⋯⋯⋯⋯⋯⋯⋯⋯⋯⋯⋯⋯ 75

一、卵巢癌是女性常见恶性肿瘤之一

（一）卵巢癌的自白

大家好，我是卵巢癌，江湖上，我有一个响亮的名号——沉默的女性杀手。我这个名号是很有来头的，在中国，我的年发病率虽然位于子宫颈癌和子宫体恶性肿瘤之后，在女性生殖系统肿瘤中仅排第 3 位，但我所导致的死亡率却高居榜首。由于我的发源地——卵巢解剖位置的特殊性，以及缺乏有效的筛查诊断方法，在早期，人们很难觉察到我的存在。

我的家族是一个庞大的家族，有各种各样的病理类型，其中最常见的是上皮性癌，约占卵巢原发恶性肿瘤的 85%~90%，其次是恶性生殖细胞肿瘤和性索间质肿瘤。鉴于我的家族组成过于庞大和复杂，在这里，我想着重介绍一下最常见的成员——卵巢上皮性癌。作为我家族中最常见也是最重要的成员，它有着巨大的杀伤力。它最被人熟悉的特点是 3 个 70%：70% 的患者就诊时已是晚期（Ⅲ/Ⅳ期）、70% 的患者会在 2 年内复发、70% 的患者在确诊 5 年内死亡。近几年，随着医生的努力和科学技术的进步，针对卵巢上皮性癌的靶向药物横空出世，估计过不了许久，它这几个如雷贯耳的特点将要被改写了。

（二）卵巢癌的发源地——卵巢

1. 什么是卵巢

巢，字面意思是某个东西的"窝"。卵巢，即是卵子的"窝"，是卵子生长和储存的地方。卵巢是女性特有的生殖腺体。正常女性有 2 个卵巢，它们分别位于女性子宫的两侧，左右各 1 个。在临床上，卵巢和输卵管统称为附件，附件位于下腹部盆腔的深处，被周围的膀胱和肠管温柔地围绕着。青春期前卵巢表面是光滑的，随着青春期的来到，卵泡开始发育，卵巢就开始了定期排卵。育龄期的女性卵巢长约 4cm，宽约 3cm，厚约 1cm。在女性的一生中，仅有

400 个左右的原始卵泡发育到成熟卵子被排出，排卵多发生在 2 次月经中期，卵泡破裂后，成熟卵子排出形成黄体，如果排出的卵子没有和精子相遇形成受精卵，黄体一般会在排卵后 10 天左右退化成白体，新的一轮月经过后，新的卵泡又开始发育，新的周期开始。如果卵子和精子相遇形成受精卵，黄体将持续存在，在怀孕 3~4 个月后开始萎缩，在整个孕期，卵巢都处于休息的状态，不再排卵。

随着年龄增长，排卵周而复始，卵巢表面逐渐变得坑坑洼洼，呈"桑葚"状。卵子日渐耗竭，当没有新的卵子可以排出时，女性的绝经期就到了。绝经后，卵巢会逐渐缩小，直至体积差不多为原来的一半。

2. 卵巢有什么作用

作为女性最重要的性腺器官，卵巢对女性一生的兴衰有主宰作用，地位可谓是相当高了。它有 2 个主要作用，一是产生卵子，是人类生命的发源地；二是分泌雌、孕激素和少量的雄激素，促进女性性征的发育以及维持月经的来潮。自青春期月经来潮开始正式上岗至绝经期光荣退休，卵巢正常工作的 30 年，是女性人生中最重要的 30 年。等到卵巢"退休"，卵子耗竭了，激素也无法分泌了，此时的女性无法再怀孕，也不会再有月经了。

3. 雌、孕激素有什么作用

雌激素是属于女性的"荷尔蒙"，它可以促进女性生殖器官和乳腺的发育和成熟，并维持这些器官的正常功能。同时，雌激素还有很多其他功能，包括维持泌尿生殖道上皮生理功能、维持骨量、调整血管收缩功能、维持皮肤弹性等等。

顾名思义，孕激素主要是为怀孕服务的激素，具有很多重要的功能，例如促进子宫内膜的成熟，使子宫放松，以利于胚胎的种植，维持胚胎生长环境的稳定，促进乳腺腺泡发育，为乳汁分泌做准备。当然这些只是它的主要作用，其他作用还包括和雌激素协同维持下丘脑-垂体-卵巢轴的正常运转和卵巢周期的完整，使受雌激素刺激的子宫内膜分化成熟，避免过度异常生长，同时，孕激素还可以使女性的基础体温升高 0.5℃左右，并在整个黄体期一直维持这个水平。临床上，将基础体温的变化判断为排卵的标志之一，是监测女性卵巢功能和指导怀孕的重要方法之一。

4. 切了卵巢会变男人吗

鉴于卵巢对女性的巨大作用，在因卵巢良恶性疾病需要切除卵巢的时候，一些患者难免会问：切了卵巢，我还能算是女人吗？我会变成男人吗？答案是不会的。切除双侧卵巢后，女性不会再来月经，无法再自然怀孕。但患者的女性特征已经发育完全，也不会因为切除卵巢变成男人。在这里，我们要敲一下黑板，再次强调，掌管着女性生殖和内分泌功能的器官是卵巢，哪怕只有一个卵巢在，正常的卵巢功能还是有的，切除子宫或双侧输卵管都不会完全丧失生殖和内分泌功能，切除子宫的表现为不来月经，切除双侧输卵管就不能再自然怀孕。但如果切除双侧卵巢，这些功能就真的没有了。如果一些年轻的女性因为疾病不得不切除卵巢，或更年期时绝经相关症状特别严重，患者可以进行激素的补充和替代治疗。如有需要，一定要咨询专业的妇科内分泌医生，千万不可自行服用药物。

（三）卵巢癌概述

1. 什么样的人容易患卵巢癌

目前，我们暂时还没找到卵巢癌的明确致病病因，但已经确定了一系列卵巢癌的高危因素，包括月经初潮过早或绝经延迟、年龄增长、未生育、应用促排卵药物、接受激素替代治疗、高脂饮食、肥胖、吸烟、长期精神紧张与压抑等。遗传因素也是重要的高危因素，约 10%~20% 的卵巢癌患者受遗传因素影响。如果直系亲属中有乳腺癌、卵巢癌、结直肠癌、子宫内膜癌等恶性肿瘤患者，一定要提高警惕，你有可能属于患卵巢癌的高危人群。

2. 卵巢癌的发病率有多高

世界范围内，卵巢癌每年新发病例 29.5 万例，死亡 18.5 万例。在我国，卵巢癌每年新发病例约 5.2 万例，且逐年增加，死亡病例约 2.25 万例，是严重威胁女性健康的肿瘤。在中国，卵巢癌发病率居女性生殖系统恶性肿瘤第 3 位，仅位于宫颈癌和子宫体恶性肿瘤之后，死亡率位居女性生殖系统恶性肿瘤首位。普通女性一生中患卵巢癌的风险仅为 1% 左右，但根据 NCCN 指南中的数据，*BRCA1* 突变携带者发生卵巢癌的风险为 39%~58%，*BRCA2* 突变携带者发生卵巢癌的风险为 13%~29%。

3. 卵巢癌如何分类

根据组织学来源，卵巢癌大概可分为 3 大类，最常见的是上皮性癌，约占卵巢原发恶性肿瘤的 83%~90%，其次是恶性生殖细胞肿瘤和性索间质肿瘤。

卵巢上皮性癌多见于绝经后的女性，根据病理类型可进一步分为Ⅰ型或Ⅱ型，Ⅰ型卵巢癌包括低级别浆液性癌（LGSC）、低级别子宫内膜样癌、透明细胞癌、黏液腺癌和移行细胞癌，Ⅱ型卵巢癌包括高级别浆液性癌（HGSC）、癌肉瘤、未分化癌、高级别子宫内膜样癌等。不同病理类型癌症患者占比为：浆液性癌（>70%）、子宫内膜样癌（10%）、透明细胞癌（10%）、黏液性癌（3%~4%），移行细胞癌、癌肉瘤、未分化癌等则为少见病理类型。其中浆液性癌最为常见，可进一步分为低级别浆液性癌（LGSC）和高级别浆液性癌（HGSC）。LGSC 患者年龄相对较轻，预后也比较好。Ⅰ型卵巢癌因其无痛性，在诊断时肿瘤更大、单侧的囊肿性肿瘤，该型生物学行为相对惰性，发病时病变多局限于卵巢，除透明细胞癌外，只占卵巢癌死亡人数的一小部分。Ⅱ型卵巢癌常表现为高度的侵袭性，疾病进展迅速，出现症状时常处于临床晚期，虽然对化疗相对敏感，但易复发，生存率低。

卵巢恶性生殖细胞肿瘤常见于年轻女性，也可见于幼童，类型包括：内胚窦瘤（卵黄囊瘤）、未成熟畸胎瘤、无性细胞瘤、胚胎性癌、绒癌以及恶性混合性生殖细胞肿瘤等。

卵巢性索间质肿瘤可发生于各个年龄段女性，最主要的是颗粒细胞瘤和支持细胞-间质细胞瘤。颗粒细胞瘤是最常见的类型，具有低度恶性。

除了这些常见的原发于卵巢的恶性肿瘤，还有一些恶性肿瘤会转移到卵巢上，再发展为卵巢肿瘤。最常见的是来源于胃肠道或乳腺的转移癌。来源于胃肠道的肿瘤，在治疗前可以通过胃肠镜明确来源。这些肿瘤在显微镜底下成"印戒样"，又被称为"库肯勃瘤"。

4. 卵巢癌能早期诊断吗，如何预防

Ⅰ期卵巢癌患者 5 年生存率可超过 90%。但是卵巢位于盆腔，当卵巢病变处于早期时，常无特异临床症状，当因出现症状而就诊时，70% 的患者已处于晚期。因此卵巢癌的早期诊断具有重大意义。可遗憾的是，根据现有基于普通人群的资料，无论是 CA125、经阴道超声单独筛查还是两者联合，均不能达

到满意的筛查效果。因此，目前还需要进一步探索针对普通人群的筛查方法。不过，广大女性大可不必惊慌，根据流行病学统计结果，普通女性一生中患卵巢癌的风险仅为 1% 左右。此外，适龄生育和哺乳、口服避孕药、输卵管结扎、保持健康的生活方式等对于降低卵巢癌发病风险有一定的帮助。

5. 卵巢子宫内膜异位症会恶变为卵巢癌吗

子宫内膜异位症（简称"内异症"）是育龄妇女最常见的疾病之一。如果患有子宫内膜异位症，它会不会恶变为卵巢癌？相信这也是许多女性非常关注的话题。

目前研究认为，子宫内膜异位症的恶变率为 0.7%~1%，其中 80% 发生在卵巢，而直肠阴道隔、结肠等部位的病变较为罕见。在子宫内膜异位症恶变的病例中，上皮性恶性肿瘤约占 90%，其中卵巢透明细胞癌和子宫内膜样癌约占全部病例的 76%。虽然子宫内膜异位症恶变的概率相对较低，但患有此病的女性还是需要多加注意。当具有以下情形时，需要密切随访，警惕内异症恶变的发生：①内异症发病早或病史长，特别是 30~40 岁被诊断为卵巢内异症或病史长达 10~15 年的；②年龄≥45 岁；③诊断内异症时为已绝经状态者；④具有高雌激素水平或接受无孕激素拮抗的雌激素补充治疗者，特别是肥胖者；⑤包块直径≥9cm 者；⑥与内异症相关的不孕女性，特别是内异症相关的原发不孕女性。另外，当内异症患者出现以下临床表现时，应注意恶变可能，积极排查、早期干预：①绝经后复发，疼痛节律改变；②影像学检查提示包块有实性或乳头状结构，血流信号丰富，或表现出明显增大的趋势。

6. 什么是卵巢透明细胞癌，它很难治疗吗

卵巢透明细胞癌是卵巢上皮性癌中常见的病理类型之一，约占上皮性癌的 10%，但在亚洲人群中更常见。它有几个独特的特点：①与子宫内膜异位症关系密切，约 25%~58% 透明细胞癌合并内异症，内异症可能是透明细胞癌的癌前病变；②早期和年轻患者多见，FIGO I~II 期患者约占 50%；③血栓事件高发，约 40% 的透明细胞癌患者合并有血栓，血栓事件将增加治疗难度；④缺少特异性的肿瘤标志物，CA125 通常升高不明显，没有鉴别意义；⑤在初始治疗时，多数即对铂类药物耐药，铂耐药后对化疗的缓解率仅为 1%，晚期及复发患者预后差；⑥依据指南系统全面分期或尽量达到满意的肿瘤减灭术，初始治疗时完整切

除肿瘤，对改善卵巢癌透明细胞癌的预后至关重要。

7. 有恶性肿瘤家族史，会得卵巢癌吗

有肿瘤家族史，尤其是乳腺癌以及卵巢癌家族史的女性，一定要提高警惕。目前发现，10%~20% 的卵巢癌是与遗传因素相关的。其中，遗传性乳腺癌-卵巢癌综合征和林奇综合征是 2 种最常见的遗传性卵巢癌。遗传性乳腺癌-卵巢癌综合征约占遗传性卵巢癌的 80% 左右。这种卵巢癌发病年龄早，预后相对较好。患者通常存在 BRCA1/BRCA2 的突变。BRCA1/BRCA2 突变携带者一生中发生卵巢癌的风险分别为 39%~58% 和 13%~29%，是卵巢癌的绝对高危人群。对于 BRCA1/BRCA2 突变携带者，在未完成生育前，推荐从 30~35 岁起定期行盆腔检查、血 CA125 和经阴道超声的联合筛查。BRCA1/BRCA2 胚系突变的筛查可采外周血或唾液标本通过二代测序的方法进行检测。这 2 个基因突变的检测，不但有助于确定卵巢癌的高危个体，对于卵巢癌患者兼有预测预后和指导治疗药物选择的意义。推荐 BRCA1/BRCA2 突变携带者在完成生育后接受降低风险的输卵管-卵巢切除术（RRSO）。对于 BRCA1 携带者，推荐接受 RRSO 的年龄在 35~40 岁。鉴于 BRCA2 携带者卵巢癌发病年龄通常较 BRCA1 携带者晚 8~10 年，BRCA2 携带者接受 RRSO 的年龄可推迟至 40~45 岁。

此外，林奇综合征、利－弗劳梅尼综合征家族中的女性都是卵巢恶性肿瘤的高危人群，需要检测的基因还包括 MLH1、MSH2、MSH6、PSM2、TP53 等。相关检测结果应咨询相关医师，在发病风险、筛查方法以及诊断和治疗方面得到相应的指导。

总之，有相关肿瘤家族史的女性以及携带 BRCA1/BRCA2 基因突变的女性，不必过度紧张，也大可不必日日焦虑，只要加强筛查，定期体检，在医生指导下进行适当的干预和预防即可。

8. 卵巢癌预后怎么样

由于难以早期诊断以及对于耐药复发卵巢上皮性癌缺乏有效的治疗，卵巢上皮癌的总体预后较差。卵巢上皮癌一线铂类联合紫杉类化疗的有效率达 80% 以上，其中一半以上可达到肿瘤完全缓解，但即使达到完全缓解的患者，仍有 50%~70% 复发，平均复发时间为 16~18 个月。I 期患者 5 年生存率可达 90%，II 期可达 80%，III/IV 期患者的 5 年生存率仅为 30%~40%，多数患者死于肿

瘤复发耐药。不过，随着卵巢上皮癌靶向维持治疗的应用，相信卵巢上皮癌的预后会有一定的改善。卵巢恶性生殖细胞肿瘤的 5 年生存率早期可达 96%，晚期及复发患者约为 60%。90% 的复发发生在术后 2 年内，但复发后治疗效果仍较好。

总而言之，影响卵巢恶性肿瘤患者预后的因素包括：年龄、肿瘤的分期、肿瘤的组织学类型、分化程度、肿瘤细胞减灭术后残留病灶的大小等等。

9. 卵巢癌患者治疗结束后要定期复查吗

卵巢癌治疗结束了，肿瘤都被杀灭了，是不是就可以高枕无忧了呢？当然不是了！卵巢癌是复发风险比较高的恶性肿瘤，在规范治疗结束后，一定要做到定期随访。一般而言，在治疗结束的第 1~2 年，每 3 个月就诊 1 次，第 3~5 年，每 4~6 个月就诊 1 次，第 5 年以后，每 1 年就诊 1 次。每次就诊时要进行体检和盆腔检查，复查 CA125 等肿瘤标志物，完成必要的影像学检查。在平时，要多多注意自己身体的变化情况，注意一些可能和卵巢癌复发相关的症状，如是不是有腿肿、异常阴道出血、不明原因的消瘦、臭味阴道排液、尿频、胃口差及胃胀、骨盆痛或腹痛、腹胀、持续疲劳、持续消化不良等情况，如有以上症状，就诊时要详细告知医生。万万不可讳疾忌医，耽误了复发后的肿瘤治疗。

（蔡艳）

二、需要警惕卵巢癌的一些情况

（一）卵巢癌的临床表现

1. 下腹痛是卵巢癌的早期症状吗

导致下腹痛的原因有很多种，与妇科相关的比较常见的原因是盆腔炎症，其次是子宫内膜异位症引起的间断性下腹痛。卵巢癌引起下腹痛的情况其实比较少见，大多数发生在肿瘤晚期或短时间内肿瘤生长较快的情况下，在某些特殊情况下，如肿物破裂或出现扭转时也会出现剧烈的下腹痛。因此，下腹痛并不是卵巢癌所特有的症状，不必因为出现下腹痛就恐慌担心患了卵巢癌。正确的做法是及时去医院就诊，由专业医生来确定下腹痛的原因，并开展针对性治疗。尤其是既往诊断有卵巢肿物的患者更应该密切复查，避免剧烈运动，防止肿瘤蒂扭转。如果出现盆腔急性炎症，建议及时治疗，以免转化为慢性盆腔痛。同时，也要注意与阑尾炎及肠炎相鉴别。

2. 肚子摸到包块一定是得了卵巢癌吗

有些患者无意间摸到下腹部肿物，很焦虑，担心患上卵巢癌。那么，发现下腹部肿物，是不是就是患了卵巢癌呢？答案是不确定的。下腹部肿物的来源可能有很多种，如子宫来源、卵巢来源、消化道来源、腹膜后来源等，所以单纯查体是无法完全确诊的，需要借助其他检查如超声、CT、MRI 等进一步确诊。下腹部触及的肿物在妇科最常见的是子宫肌瘤，它经常会伴有月经的改变，如月经量增多、经期缩短或月经周期的紊乱，有时还会伴有尿频等症状。肿物通常是实性的，活动度较好。另一种可能是卵巢来源的肿物，这种情况可能是良性肿物，也可能是恶性肿瘤，即卵巢癌。这需要专业医生经过相关检查才能进一步确定。当然，也有其他脏器，如肠系膜来源的肿物或后腹膜来源肿物的可能，同样需要专业医生加以确诊。因此，当在腹部触及肿物时，过度恐慌是解决不了问题的，及时就诊才是关键。

3. 出现食欲缺乏、腹胀等消化道症状，仅仅是消化系统出问题了吗

食欲缺乏、腹胀是消化系统很常见的症状，但并不是所有食欲缺乏和腹胀都是消化系统的疾患。一些晚期卵巢癌患者可能会在短时间内出现大量腹水而表现为明显的腹胀，无法进食。临床上，我们会见到一些腹胀患者首先就诊于消化科，经过一系列检查和治疗后症状无改善，才考虑疾病是否与妇科相关，这样可能延误疾病的诊治。所以，出现腹胀、食欲缺乏等消化系统的症状时，也要想到有无卵巢癌的可能。当然，后续还是需要结合一系列相关检查来明确诊断。

4. 腹围短时间迅速增加，仅仅是长胖了吗

有些患者直到肚子大到如怀孕足月近分娩的大小才到医院就诊，问她为什么不早点儿来医院，她的回答是以为自己长胖了。短时间内腹围增加、体重增长，仅仅是因为长胖了吗？当然不是。千万不能忽略腹围的改变。一般人长胖往往是全身性的，很少仅仅是腹部变大，尤其是短时间内腹围增加，更要引起重视，这可能是身体给我们的一个信号，有盆腔有肿物或有腹水的可能，因此，我们需要及时到医院就诊，让专业医师做出判断。

5. 出现腹水一定是恶性肿瘤吗，形成腹水的原因有哪些

腹水是指腹腔内游离液体的过量积聚。在正常状态下，腹腔内约有 50ml 的游离液体，可对肠道起润滑作用。在任何病理情况下，导致腹腔内液量增加至超过 200ml，即称为腹水。腹水是许多疾病的临床表现，产生腹水的原因有很多，较为常见的有肝硬化、心血管疾病、恶性肿瘤、结核性腹膜炎、慢性肾炎、肾病综合征等。因此，如果出现腹水，我们最需要的是找到产生腹水的原因，再根据病因进行治疗，这个过程是比较复杂的，需结合临床经验和相关的检查才能确定。

可能引起腹水的妇科疾病中，最常见的就是卵巢癌，卵巢的特殊结构和其处于盆腔的位置，导致卵巢一旦发生癌变，就非常容易出现腹膜的广泛种植转移，产生大量腹水。但有一种卵巢良性肿瘤也可能会导致大量腹水和胸腔积液的产生，这就是卵巢纤维瘤，我们把这种症状叫作麦格综合征。这种症状是 1879 年由 Cullingworth 首先报道的，1934 年，Salmon 描述了本征是胸腔积液伴有盆腔内良性肿瘤，1937 年，Meigs 和 Cass 详细阐述了 7 例卵巢纤维瘤伴有胸腔积液和腹水

病例，从而此症状正式被命名为麦格综合征。国内最早报道于 1948 年。在肿瘤切除后，胸腔积液和腹水会相继消失。

腹水形成的机制也有很多种，如：①血浆胶体渗透压降低；②肝内血流动力学改变和门静脉高压；③肝脏淋巴液外漏及回流受阻；④肾脏血流动力学改变；⑤水钠潴留；⑥激素代谢紊乱；⑦内毒素血症；⑧腹膜毛细血管通透性增加；⑨腹腔脏器穿孔破裂。因此，如果出现腹水，首先要找到原因，而不是盲目地使用利尿剂"排水"，以免贻误病情，还可能导致严重的电解质紊乱。

6. 卵巢癌有哪些常见临床症状

卵巢位于盆腔，位置深，体积又小，所以即使长了瘤子，只要不是很大，往往症状也不明显，很容易被忽视。因此，大多数卵巢癌患者发现时已属晚期。卵巢癌常见的临床症状有：①腹胀。约 75% 的卵巢癌患者伴有此症状，但腹胀不是卵巢癌患者特有的症状。前面提到，很多其他类型疾病也会有腹胀症状。②下腹坠痛。一些患者仅表现为下腹不适，伴坠胀感，有些患者表现为腰骶部不适或腰部酸痛。③压迫症状。如尿频、便秘等，由卵巢肿物过大压迫膀胱或直肠导致。④月经紊乱。少数肿瘤能分泌只有卵巢才分泌的雌激素，从而导致身体内分泌失调，出现月经改变，表现为月经量多、月经周期紊乱或月经稀发等。⑤下腹包块。部分患者会无意间摸到下腹部包块，多于晨间憋尿状态下发现，这时肿物往往已经很大，不是早期了。⑥乏力。有些患者经常感觉乏力，总感到特别疲劳，提示机体可能出现了一定的问题。当然，乏力不是卵巢癌的特异性症状，不是出现了乏力就是得了卵巢癌，但是此症状的出现，说明身体已经处于疾病或亚健康状态，需要及时到医院就诊，进行相关的检查。只有这样，才可能在疾病（不论是哪种疾病）的早期发现它。

由于卵巢癌缺乏特异性症状，所以很难在早期发现，绝大多数患者发现时已处于晚期，表现为盆腹腔广泛种植转移病灶或出现大量腹水，少数患者更是因大量胸腔积液出现胸闷憋气症状才就诊。因此，对于卵巢癌这种疾病，要想早发现，定期体检尤为重要，尤其是有肿瘤家族史的人群，做到科学、合理、有效的筛查至关重要。卵巢癌的早期症状不典型，很多人基本没有任何症状，即使有不适症状，往往也不能说明就一定是患了卵巢癌，需要结合其他辅助检查来进一步确诊。所以，建议患者无论任何年龄，如果出现上述相关的一个或多个症状，都要及时到医院就诊，让医生来帮助确定合理的检查手段，及早做出明确诊断，为卵巢癌患者赢得更早和更好的治疗时机，从而改善预后。

7. 如何早期发现卵巢癌

说起早期发现卵巢癌，可真不是一件容易的事。卵巢身居盆腔深处，体积又小，即使长了瘤子，如果不是很大，也是很难发现的。卵巢本身没有明确的外包膜，盆腹腔空间又大，一旦卵巢长了瘤子，很容易散落至盆腹腔各处，这也是大多数卵巢癌患者发现时已为晚期的重要原因。那么，是否有好的方法早期发现卵巢癌呢？这就需要提到一项老生常谈的问题："关爱生命，定期体检。"定期体检是目前唯一的可以较早期发现卵巢癌的方法，包括至少每年 1 次的妇科检查、盆腔超声检查及血肿瘤标志物的检查。与卵巢癌相关的肿瘤标志物包括 CA125、CA199、CEA、AFP 等。对于有卵巢癌或乳腺癌家族史的人群，定期体检尤为重要，而且体检间隔时间还要更密集一些，年龄超过 40 岁的女性，至少每半年进行 1 次妇科相关的筛查。

（二）卵巢癌常见肿瘤标志物

1. 什么是肿瘤标志物

肿瘤标志物是反映肿瘤存在的化学类物质。简单地说，肿瘤标志物就是反映身体内是否有恶性肿瘤的标志。它们或仅见于胚胎组织而在成人体内已消失，或在肿瘤组织中含量异常增加，从而可以为临床初步判断肿瘤的良恶性、组织来源等提供线索，同时对预测预后及指导随访提供帮助。但是在不同组织器官中，肿瘤标志物各有不同。临床上，有些患者就诊时会要求进行全身的肿瘤标志物检查，其实这是很难做到的，因为不同器官检查的肿瘤标志物是不同的，全身各脏器有非常多的用来识别不同肿瘤的标志物，很难一次性检查全。一般我们会在筛查时做到有针对性的检查。

2. 肿瘤标志物有哪些种类，与卵巢癌相关的肿瘤标志物有哪些

肿瘤标志物主要有以下几类：①癌胚蛋白，如甲胎蛋白（AFP）、癌胚抗原（CEA）；②肿瘤相关抗原，如 CA199、CA125 等；③酶，如乳酸脱氢酶（LDH）、神经元特异性烯醇化酶（NSE）、前列腺酸性磷酸酶（PAP）；④特

殊血浆蛋白,如β2-巨球蛋白、本周蛋白;⑤激素,如降钙素、人绒毛膜促性腺激素(HCG)、促肾上腺皮质激素。此外,原癌基因、抑癌基因及其产物也被越来越广泛地用作肿瘤标志物。

与卵巢癌相关的肿瘤标志物主要包括CA125、HE4、CA199、CEA、AFP、HCG等。其中CA125、HE4、CA199、CEA与卵巢上皮性癌关系较为密切,在区分卵巢肿瘤良恶性及判断预后和随访中发挥了重要作用。而AFP通常与卵巢生殖细胞肿瘤相关,HCG则与卵巢滋养细胞肿瘤相关。

3. 带大家了解一下卵巢癌诊断中不可或缺的"CA125"

CA125是在卵巢癌诊断和鉴别诊断中应用最广泛同时也是目前为止最有价值的肿瘤标志物。它是1981年由美国Bast教授及其团队通过体外研究发现的。这项研究是采用卵巢浆液性囊腺癌细胞免疫小鼠并与骨髓瘤细胞杂交一共得到了166种单克隆抗体,依次编号为卵巢癌(ovarian cancer,OC)1~166。进一步研究发现,第125号抗体(ovarian cancer 125,OC125)对卵巢癌细胞的敏感性和特异性最高,是一种理想的检查卵巢癌细胞的单克隆抗体。将OC125这种单抗所识别的细胞表面物质叫做癌抗原(cancer antigen)125,即CA125,这就是CA125的"由来"。

CA125来源于胚胎发育期的体腔上皮,在成人的心包、胸膜和腹膜的间皮以及输卵管、子宫内膜和子宫颈的上皮表达,但在正常人体内CA125表达量较低。CA125是迄今为止对卵巢癌患者进行检测的主要肿瘤标志物,被普遍地应用于卵巢癌的诊断、治疗效果的评估及复发的预测。然而,单独使用CA125作为早期卵巢癌的初筛指标敏感性偏低,CA125在女性某些特殊时期如月经期、妊娠期会升高,在炎症、某些卵巢良性肿瘤、结核等疾病时也会升高,因此其对早期卵巢癌的筛查结果存在一定的偏差。CA125升高最常见于卵巢上皮性浆液性肿瘤患者的血清中,在卵巢黏液性肿瘤患者中很少升高。在其他非卵巢上皮性肿瘤中也有一定的阳性率,如在子宫内膜癌、输卵管癌、原发腹膜癌、乳腺癌、胰腺癌、胃癌、肺癌、结直肠癌中都有一定程度升高。

4. 正常人体内可以检测到CA125吗

正常人体内也是可以检测到CA125的,一般在35IU/ml以下。研究发现,1%的正常女性、6%的良性疾病患者和28%的非妇科肿瘤患者CA125水平升高。如患子宫内膜异位症、卵巢囊肿、盆腔炎、结核性腹膜炎、胰腺炎、肝炎等时 CA125 会升高，但大多数不超过 200IU/ml。CA125 的动态变化意义更大，如果短时间增长迅速，要特别关注。因此，对于 CA125 轻度升高的患者，动态监测 CA125 变化更为重要。另外，对于有肿瘤家族史的人群，CA125 的动态观察也非常重要，如升高，哪怕是轻度升高，也要引起重视。

5. 血清 CA125 升高有哪些可能

CA125 数值的高低不能完全代表肿瘤的良恶性，有些炎症、卵巢良性肿瘤、结核、肝炎、胰腺炎等也会引起 CA125 升高，但它在卵巢癌的诊断中价值最大。80% 的卵巢上皮性浆液性癌患者血清 CA125 水平升高，以晚期患者为主。晚期卵巢癌 CA125 升高的阳性率可达 84%~92%，但早期卵巢癌的阳性率仅为 50%~60%。故 CA125 升高在晚期卵巢癌的诊断中意义更大，而在早期卵巢癌中，单独以 CA125 作为卵巢上皮性癌的早期诊断漏诊率较高。此外，CA125 升高还与肿瘤复发、进展等相关，因此目前也用于卵巢癌治疗效果及有无复发的监测指标。

6. 血清 CA125 的检测与月经周期有关吗

一般来说，月经期血清 CA125 水平会略有升高，所以我们检测血清 CA125 时应尽可能避开月经期及月经刚结束时，以免这种差异影响判断。但是对于已出现月经紊乱或已发现卵巢有肿物的患者，这种由月经期产生的 CA125 的轻微升高对判断病情影响不大，可以随时检测。

7. CA125 升高一定是卵巢癌吗

现在，很多体检中心已经把血 CA125 检测作为常规筛查项目，一般健康女性血液中的 CA125 小于 35IU/ml。体检中发现的 CA125 升高大多数为轻度升高，个别升高较明显。临床上没有明确的界限或阈值表明 CA125 超过多少就是恶性，低于多少就是良性，但是大多数情况下，CA125 的轻度升高往往与某些良性疾患有关，而 CA125 明显升高或短时间增高迅速的多数为恶性。

临床上引起 CA125 升高的原因较多，除了恶性肿瘤，如卵巢癌、腹膜癌、输卵管癌、子宫内膜癌等，还有以下几种常见良性疾病：①子宫内膜异位症，是女性常见的妇科疾病，也是引起 CA125 升高最常见的原因。由于经血逆流等原因导致子宫内膜异位到卵巢或盆腔其他部位，随着月经周期的改变，异位内膜也会出现周期性的出血，从而引起间断性下腹痛。因此，此病患者经常伴有痛经、性生活疼痛、不孕等症状，超声检查显示卵巢有子宫内膜异位囊肿，也就是大家常说的巧克力囊肿。另外，如果子宫内膜异位到子宫肌层，也可以引起子宫腺肌症，典型症状也是痛经，经常比子宫内膜异位症引起的痛经更明显。血液学检查CA125也会升高，但往往不超过200IU/ml。②各种炎症，如盆腔炎、附件炎、结核性腹膜炎等，引起CA125升高的原因也是因为腹膜刺激，分泌CA125增加。③月经期，由于经期盆腔充血，经血逆流进入盆腔刺激腹膜，可能会导致CA125的短暂升高，所以要避免在月经期或者月经刚结束不久抽血检查CA125。④妊娠期，尤其是妊娠的前3个月内升高比较普遍。

8. 人附睾蛋白4（HE4）是什么

HE4是1991年由德国的Kirehhof等在男性附睾远端上皮细胞中发现的，该基因全长1178kb，包含4个内含子和5个外显子，其编码的蛋白由124个氨基酸组成。其主要表达于生殖系统中，具有相对较高的特异性。在呼吸道上皮、乳腺、肾脏、结肠黏膜等组织有少许表达，在人卵巢组织、肝、脾、淋巴结中均无表达。于1999年Schummer等人首次验证了HE4在卵巢癌组织中高表达，但在癌旁组织不表达。此后一系列的研究显示在肿瘤组织中，卵巢浆液性癌HE4表达水平最高，在肺腺癌、乳腺癌、移行细胞癌、胰腺癌中也有较高水平HE4的表达，而在结肠癌、肝癌、胃癌、前列腺癌中则多为低水平表达。此外，在子宫内膜癌细胞中也可检测到HE4。目前的研究显示，HE4检测在卵巢癌诊断中具有很重要的价值，已经成为血CA125的有力补充，两者联合检测敏感性和特异性均明显增加。

9. HE4在卵巢癌诊断中的价值如何，HE4能取代CA125来判断卵巢癌吗

血清HE4的检测简单方便，创伤性小，受月经及炎症等干扰因素小，水平较为稳定。多项研究显示，血清HE4与CA125相比对卵巢癌的诊断具有更高的灵敏度和特异度。而且，HE4在卵巢良性疾病中增高不明显，对于由卵巢良性肿物或炎症导致的CA125升高具有很好的鉴别诊断价值。一些研究显示，HE4的升高可能会早于CA125升高，因此，在卵巢癌早期诊断中具有更高的价值。同时，

血清 HE4 的水平高低也是卵巢癌患者预后的重要因素，治疗前异常增高提示预后不良，动态监测 HE4 水平变化可反映疾病的转归。但血清 HE4 与年龄、绝经状态密切相关，年龄增大、绝经后，HE4 水平会有所升高。因此，制定绝经前后的 HE4 正常参考值很有必要，这依赖于临床大数据的结果，但是目前国内尚缺乏来源于临床大数据的统计和分析所确定的绝经前后的 HE4 参考值。

10. ROMA 是什么指标，它有何临床意义

卵巢恶性肿瘤风险模型（risk ovarian malignancy algorithm，ROMA）结合了血清 CA125 及 HE4 水平，考虑患者绝经情况，获取数学模型来预测早期卵巢上皮性恶性肿瘤风险的大小，其价值高于单独检测肿瘤标志物或超声检查。2009 年，Moore 等人通过研究设定了 ROMA 指数临界值，其结果范围为 0~10，高于此值认为患卵巢恶性肿瘤的风险增加，但肿瘤分期及病理类型均会影响 ROMA 指数，故各国学者仍在寻找最优的临界值。目前尚缺少较为一致的预测临界值，尤其缺少预测早期卵巢上皮性癌的临界值。

11. CA199 是什么，它的作用如何

CA199 是一种黏蛋白型的糖类蛋白肿瘤标志物，为细胞膜上的糖脂质，分子量大于 1 000kDa。胰腺癌患者 CA199 升高明显，是目前对胰腺癌敏感性最高的标志物。在血清中它以唾液黏蛋白形式存在，分布于正常胎儿胰腺、胆囊、肝、肠和正常成年人胰腺、胆管上皮等处，是存在于血液循环的胃肠道肿瘤相关抗原。CA199 增高多提示有胰腺炎、肝硬化、糖尿病、消化道肿瘤等的可能。当患卵巢黏液性肿瘤时，CA199 也可能会升高。

12. CA199 与卵巢癌的关系如何

通常来说，CA199 升高与消化道肿瘤关系更为密切，但是在患某些类型的卵巢肿瘤时，CA199 也会出现升高，主要是卵巢交界性黏液性肿瘤和卵巢黏液腺癌，而在卵巢浆液性腺癌中 CA199 大多数不高。当发现卵巢肿物伴有 CA199 升高时，需要行胃肠镜检查以排除由肠道来源的恶性肿瘤转移至卵巢导致。

13. AFP 是什么，它的升高与妇科肿瘤有关吗

甲胎蛋白（AFP）主要在胎儿肝脏中合成，分子量 6.9 万。在妊娠 30 周达最高峰，以后逐渐下降，出生时血浆中浓度为高峰期的 1% 左右，约 40mg/L，在周岁时接近成人水平（低于 30μg/L）。因此，在成人体内 AFP 水平很低，而在肝癌患者体内 AFP 明显升高，是肝癌的特异性标志。但在卵巢卵黄囊瘤的诊断中也有特异性诊断价值，如果发现卵巢肿物伴 AFP 明显升高，卵黄囊瘤的可能性极高。所以，在 AFP 升高时，我们也需要关注是否存在卵巢肿瘤可能。

14. CEA 是什么，它有哪些临床意义

癌胚抗原（CEA）最初发现于结肠癌和胎儿肠组织中，故名癌胚抗原，其广泛存在于内胚叶起源的消化系统癌中，也存在于正常胚胎的消化管组织中，在正常人血清中也可有微量存在。CEA 是一个广谱性肿瘤标志物，即在很多种癌中它都会升高，因此不是特异性的。CEA 升高常见于大肠癌、胰腺癌、胃癌、乳腺癌、甲状腺髓样癌等，对大肠癌、乳腺癌和肺癌的疗效判断、病情发展、监测和预后评估是一个较好的肿瘤标志物，但特异性不强，灵敏度不高。一些吸烟、妊娠期和心血管疾病、糖尿病、非特异性结肠炎等疾病的患者血清 CEA 也会升高，所以 CEA 不是恶性肿瘤的特异性标志物，在诊断上只有辅助价值。

15. CEA 在判断卵巢癌中的价值如何

CEA 在一些卵巢癌患者中也表现出升高，尤其在卵巢黏液性癌中。研究显示，67%~85% 卵巢黏液性癌的患者 CEA 表达升高。因此，CEA 可以作为卵巢黏液性癌的潜在标志物。但其敏感性和特异性偏低，与其他肿瘤标志物联合监测意义更大。

16. 乳酸脱氢酶（LDH）有什么临床意义

乳酸脱氢酶（LDH）升高多见于肝炎、肝硬化、肝癌、心肌梗死、心肌炎、某些恶性肿瘤、肾病、肺梗死、巨幼细胞贫血、白血病、恶性淋巴瘤及妊娠等，因此其对恶性肿瘤的判断特异性不高。在卵巢癌患者血清中 LDH 也会异常增高。经治疗病情好转后 LDH 下降，复发时又上升，因此在卵巢癌患者评估治疗效果方面具有一定的意义。

17. 人绒毛膜促性腺激素（HCG）是什么，有什么临床意义

人绒毛膜促性腺激素（HCG）是由胎盘滋养层细胞所分泌的一类糖蛋白类激素，在妊娠、绒毛膜上皮癌、恶性侵袭性葡萄胎时，HCG明显增高。HCG还会在一些乳腺癌、睾丸癌、卵巢癌患者中增高。当子宫内膜异位症、卵巢囊肿等非肿瘤状态时，HCG也可能会增高。

18. CA72-4 是什么

CA72-4是胃癌的最佳肿瘤标志物之一。在其他一些肿瘤如乳腺癌、肺癌、卵巢癌等中也可能出现升高，而良性疾病CA72-4升高较少。

19. CA153 是什么

CA153是乳腺癌的首选肿瘤标志物。在肺癌、卵巢癌、肺腺癌、结直肠癌等疾病中也可以增高。其他影响因素有良性乳腺疾患、子宫内膜异位、卵巢囊肿等，这些疾病患者的血清CA153也可超过正常值。

（三）卵巢癌诊断需要进行哪些辅助检查

1. 妇科超声检查什么时候做最合适

不同的月经周期会影响超声检查的结果。一般情况下，月经刚刚干净时是进行超声检查的最佳时间，这时无论是检查子宫内膜的情况还是检查卵巢有无囊肿都是最准确的。这是因为，月经刚结束时子宫内膜最薄，如果宫腔内有息肉或异常组织，此时可以不受增厚的子宫内膜的影响，能看得最清楚，而在月经中后期，随着雌激素分泌的增长，子宫内膜逐渐增厚，会干扰超声检查的结果。对于卵巢肿物的检查，也是在月经初期最好，因为在月经初期，卵泡刚刚发育，尚未形成优势卵泡，正常情况下，此时卵巢很小，超声下对卵巢肿物的判断影响最小。综合以上因素，如果希望了解子宫和卵巢的情况，选择月经初期（月经干净后的3天左右）最佳。

2. 经腹部和经阴道超声检查哪个更好

这个问题是很多患者非常关心和困惑的，因为不同的医生往往会给出不同的建议。经腹部和经阴道超声检查是指检查途径的差别，经腹部超声是将超声探头放置在腹部进行的检查，而经阴道超声是将超声探头放置在阴道内进行检查。经阴道超声检查是女性检查中特有的手段，而经腹部超声检查适用于所有女性，尤适于无性生活的女性。对于卵巢来源的较大肿瘤，经腹部超声可以观察到其全貌，但是对于较小的卵巢肿瘤或观察子宫内膜情况时不如经阴道超声。与经腹部超声相比，经阴道超声检查更加细致，可以发现卵巢上更小的病变，对于子宫内膜的辨识度也更高。因此，对于已婚女性妇科体检，一般推荐经阴道超声检查。

3. 如何看懂妇科超声检查的结果

正常情况下各种检查的结果是需要交给医生来评估正常或异常的。但是如果我们对超声报告的常用术语有个基本的了解，可能会减少不必要的担心或忽略重要信息。对于卵巢肿物来说，如果超声检查提示卵巢囊性肿物，未提示任何实性成分，那么一般良性的可能性大，同时结合卵巢肿瘤标志物的检测结果，一般可能做到心中有数。单纯卵巢囊肿小于 5cm 可以密切观察，暂时不需要手术治疗。但是如果超声检查提示卵巢囊实性肿物，那么我们就要特别关注。因为卵巢的实性成分癌变的风险相对较高，如果同时伴有卵巢肿瘤标志物的升高，那就更要特别关注，绝大多数卵巢囊实性肿物是需要进行手术治疗的。所以超声检查报告提示卵巢囊实性肿物时，一定不能忽略，必须及时就诊。如果是子宫来源的肿物，绝大多数是子宫肌瘤，如果单发肌瘤小于 5cm，又无明显的临床症状，可以密切复查。子宫肌瘤恶变的风险比较低，但如果短时间肿物生长较快，超声检查提示肿物血运丰富的话也需要特别关注，此时子宫肌瘤肉瘤样变或子宫肉瘤的风险就比较高，需要及时就诊。

4. 超声检查中显示的血流信号丰富说明什么

超声检查报告中除了显示肿物的大小、位置、性状之外，有时也会提示肿物的血流信号，如果报告显示肿瘤血流信号丰富，或血流信号指数（RI）低，说明肿物有较为丰富的供血。我们知道，恶性肿瘤生长速度快，常常需要更多的血液供应，而在较丰富的血液供应下，肿物也会生长更快，两者相辅相成。因此，血流信号这项指标有可能间接说明肿物有无恶性可能，需要引起关注。当然，单一指标很难确诊，还需要同时结合其他辅助检查共同做出判断。

5. 超声检查能早期发现卵巢癌吗

卵巢是女性重要的内生殖器官，超声检查尤其是经阴道超声可以清晰地观察到卵巢的大小、形态、卵泡的数量等情况，在卵巢癌的早期发现和诊断中都具有很重要意义。理论上超声检查可以发现 1.0cm 的肿瘤存在，从而早期发现卵巢病变。然而，由于育龄期女性卵巢存在周期性变化，增大的卵泡或黄体可能会干扰对肿瘤的识别，从而导致卵巢癌早期诊断困难。绝经后卵巢逐渐萎缩，超声图像上与周围组织难以区分，从而对正常卵巢的显示困难，也不利于卵巢肿瘤的早期发现。但绝经后，尤其是绝经 3 年后，如果显示卵巢大于正常同年龄人，应该引起重视。

6. 超声检查在妇科肿瘤的诊断中有哪些优势

超声检查是一种操作简单、价格低且无创的检查方法，在各级医院基本都可普及，可重复性高，具有多角度、可移动、动态实时等优势，同时，超声检查可通过血流指数等参数，检测肿物的血供情况，这是影像学检查无法提供的信息。但是，超声检查也有局限性，容易受肺气、肠气、伪像、衰减等因素干扰，造成误诊。因此，超声检查在妇科肿瘤的诊断中作为初筛更有优势。

7. 卵巢良恶性肿瘤超声检查时有哪些不同

卵巢的良性肿瘤超声检查时表现多为单侧、囊性为主、边界清晰、血流阻力小。而卵巢癌患者的超声表现为肿瘤呈实性或囊实性，伴乳头状突起，多房、囊壁与分隔薄厚不均，有结节样改变，且常伴有腹水，肿块实质内可见团块状、树枝状或点条状血流信号。

8. 彩色多普勒超声与 B 超有哪些区别

B 超是用黑和白显示组织结构，无法显示血流情况。彩色多普勒超声是利用声传播中的相对运动，观察人体中血管的存在及血流情况，对肿瘤组织中的血液供应情况进行较为直观的分辨，血液供应丰富的肿瘤恶变可能性更大。因此，对于卵巢肿瘤的检查，采用彩色多普勒超声与 B 超相结合的方式更好。一般情况下，B 超可以独立完成超声检查和诊断，彩色多普勒超声一定包括 B 超。

9. 妇科超声检查前需要注意哪些问题

首先，行妇科经腹部超声检查时，为避免肠道内容物，尤其是气体的影响，最好在检查前排空大便，减少肠内容物对检查的影响。其次，如果是做经腹部超声，来医院前 1~2 小时喝水 1 000~1 500ml，喝水后不要排尿，使膀胱适度充盈，以利于检查。经阴道超声检查无需憋尿。

10. CT 检查有哪些特点

CT 检查是妇科经常使用的检查方式，尤其在卵巢肿物性质的判断及盆腹腔有无扩散转移的识别，是术前评估中不可或缺的检查方法。CT 检查的特点是：①密度分辨力高，可直接显示 X 线检查无法显示的器官和病变。②检查方便、快速且安全，患者不动即可顺利完成检查，易为患者接受。此外，CT 还可以对急症患者在短期内重复检查，有利于观察病变的变化。③克服了传统 X 线平片影像重叠，相邻器官组织密度差异不大而不能形成对比图像，软组织构成器官不能显影或显影不佳等缺点。和核素扫描及超声图像相比，CT 图像清晰，解剖关系明确，病变显示好，因此，病变的检查率和诊断准确率高。④可获得各种正常组织与病变组织的 X 线吸收系数（或衰减系数），以行定量分析，即不仅显示出不同密度的器官、组织或病变的影像，也直接得到各自对 X 线吸收多少的数值即吸收系数，便于病变性质的区分。⑤由于图像是来自吸收系数的转换，因此，可进行图像处理，将图像的密度或灰度调节到适合观察某种组织或病变，而 X 线的影像密度是不能调节的。⑥必要时还可以加做增强扫描，使图像更为清晰，并对某些病变进行鉴别诊断，提高病变的诊断准确率及显示率。

11. CT 检查有哪些注意事项

为辨别肿物的良恶性，绝大多数 CT 检查需要行增强检查，目前选用的造影剂多为碘海醇，安全性好，但有部分患者有过敏可能。行 CT 检查前，首先要向医生说明患者是否有药物过敏史，是否患有哮喘、荨麻疹等过敏性疾病，以便医生能注意防止造影剂过敏等危险情况。其次，检查前去除所有带有金属物质的物品，如头饰、发夹、耳环、项链、硬币、皮带、钥匙等，因为金属会产生伪影，影响诊断。检查前需要禁食 4 小时。行腹部 CT 检查前 1 周内不能做钡剂造影，前 3 天内不能做其他各种腹部脏器的造影，前 2 天内不服泻剂，少食水果、蔬菜、豆制品等多渣、易产气的食物，尽可能排空大便。

12. CT 检查的禁忌证有哪些

CT 检查的禁忌证如下：①碘造影剂过敏；②严重肝、肾功能损害；③重症甲状腺疾患（甲亢）。

CT 检查的高危因素：①肾功能不全；②糖尿病、多发性骨髓瘤、失水状态、重度脑动脉硬化及脑血管痉挛、急性胰腺炎、急性血栓性静脉炎、严重的恶病质以及其他严重病变；③哮喘、枯草热、荨麻疹、湿疹及其他过敏性病变；④心脏病变如充血性心力衰竭、冠心病、心律失常等；⑤既往有造影剂过敏及其他药物过敏的患者；⑥1 岁以下的小儿及 60 岁以上老人。

13. 磁共振成像（MRI）是什么，它有哪些优缺点

MRI 检查的优点：①MRI 对人体没有电离辐射损伤；②MRI 能获得多方位的图像；③软组织结构显示清晰，对中枢神经系统、膀胱、直肠、子宫、阴道、关节、肌肉等检查优于 CT；④多序列成像、多种图像类型，为明确病变性质提供更丰富的影像信息。

MRI 检查的缺点：①和 CT 一样，MRI 也是影像学诊断，很多病变单凭 MRI 检查仍难以确诊，无法获得病理学方面的诊断；②对肺部的检查不优于 X 线或 CT 检查，对肝脏、胰腺、肾上腺、前列腺的检查优于 X 线或 CT 检查，但费用要昂贵很多；③对胃肠道病变的检查不如内窥镜检查；④体内留有金属物品者不宜接受 MRI 检查；⑤危重患者不宜做；⑥妊娠 3 个月内除非必须，不推荐进行 MRI 检查；⑦带有心脏起搏器者不能进行 MRI 检查，也不能靠近 MRI 设备；⑧多数 MRI 设备检查空间较为封闭，部分患者因恐惧不能配合完成检查；⑨检查所需时间较长。

14. MRI 检查前要注意哪些问题

在磁共振机器及磁共振检查室内存在非常强大的磁场，因此，装有心脏起搏器者，以及血管手术后留有金属夹、金属支架者，或做过其他冠状动脉、食管、前列腺、胆道金属支架手术者，绝对严禁做磁共振检查，

否则，金属受强大磁场的吸引而移动，将可能产生严重后果以致发生生命危险。在医院的磁共振检查室门外，一般都有红色或黄色的醒目标志，注明绝对严禁进行磁共振检查的情况。

身体内有不能除去的其他金属异物存留者，如金属内固定物、人工关节、金属假牙、支架、银夹、弹片等，为检查的相对禁忌，必须检查时，应严密观察，以防检查中金属在强大磁场中移动而损伤邻近大血管和重要组织，产生严重后果，如无特殊必要一般应避免接受磁共振检查。有金属避孕环及活动的金属假牙者，一定要取出后再进行检查。

在进入磁共振检查室之前，应去除随身携带的手机、磁卡、手表、硬币、钥匙、打火机、金属皮带、金属项链、金属耳环、金属纽扣及其他金属饰品或金属物品。否则，检查时可能影响磁场的均匀性，造成图像干扰，形成伪影，不利于病灶显示；而且由于强磁场的作用，金属物品可能被吸进磁共振机，从而对非常昂贵的磁共振机造成破坏。另外，手机、磁卡、手表等物品也可能遭到强磁场的破坏，从而造成个人财物不必要的损失。钛金属不受磁场的吸引，在磁场中不会移动。因此，体内有钛金属内固定物的患者，进行磁共振检查是安全的；而且钛金属也不会对磁共振的图像产生干扰。

15. MRI 检查在卵巢癌诊断中有哪些价值

MRI 检查可多层面、多方位探查病变部位，对比分辨率高，在诊断过程中，MRI 可充分展示肿瘤形态、大小、内部结构，对肿瘤良恶性的判断具有较高的准确性。而且，MRI 具有良好的软组织分辨率，可充分显示肿物及邻近脏器之间的相互关系，在一定程度上提高微小病灶的检出率，为医生术前评估手术的难易程度提供良好依据，便于术前做好充分准备。

16. 超声检查、CT 及 MRI 检查对卵巢癌的诊断哪个更准确

总的来说，超声检查操作简单方便，价格低廉，适用于卵巢癌的初筛检查，但其敏感度和特异度低于 CT 和 MRI 检查。MRI 具有优异的软组织分辨力，是评价卵巢癌盆腔局部情况的最佳影像学检查方法。CT 的优势在于可以进行从膈水平至盆腔的大范围扫描，帮助评价腹部其他器官是否存在转移，以及大网膜、腹膜的整体评价。CT 设备普及性相对高，质量良好的图像可以在不同医院之间使用，对实质脏器转移和淋巴结定性评价均优于平扫，建议进行

增强扫描。对于有磁共振禁忌证的患者，可以考虑用盆腔 CT 替代。

17. PET/CT 是一种什么检查

PET 全称为正电子发射体层成像（positron emission tomography，PET），是继 CT 和磁共振成像（MRI）之后应用于临床的一种新型影像技术，是反映病变基因、分子、代谢及功能状态的显像技术。它利用正电子核素标记葡萄糖等人体代谢物作为显像剂，通过病灶对显像剂的摄取来反映其代谢变化，从而为临床提供疾病的生物代谢信息，具有灵敏、准确、特异及定位精确等特点，可一目了然地了解全身整体状况，达到早期发现病灶和诊断疾病的目的。临床上主要用于肿瘤的早期发现和诊断。

18. PET/CT 检查有哪些优势和不足

PET 采用正电子核素作为示踪剂，通过病灶部位对示踪剂的摄取了解病灶功能代谢状态，可以宏观显示全身各脏器功能、代谢等病理生理特征，更容易发现病灶；CT 可以精确定位病灶及显示病灶细微结构变化。PET/CT 将两者完美结合，可以从精准定位及功能代谢方面判断病灶良恶性，故能早期、快速、准确、全面发现病灶。PET/CT 检查的不足之处在于其价格昂贵，同时有一定放射性污染。

19. PET/CT 常用的显像剂是什么

目前，最常用的 PET 显像剂为 ^{18}F 标记的 FDG（^{18}F-FDG，^{18}F-氟代脱氧葡萄糖），是一种葡萄糖的类似物，它具有一定的放射性。

20. PET/CT 检查有害吗

PET/CT 是把 PET 和 CT 结合在一起，充分发挥两者的优势，从而能够更加早期、准确地诊断疾病。但是 PET 和 CT 两种检查均具有一定的放射性，所以有人会问：把两者结合起来后，受检查者所接受的辐射是不是会更多呢？其实不然。PET/CT 的辐射主要来自示踪剂，就是向人体内注射的 ^{18}F-氟代脱氧葡萄糖。^{18}F-氟代脱氧葡萄糖是人体生命代谢所必需物质的类似物，对人体的危害性本身就小，同时，^{18}F-氟代脱氧葡萄糖的半衰期仅为 2 小时，之后，体内的 ^{18}F-氟代脱氧葡萄糖就会衰减一半，而检查后通过大量喝水也可以加快示踪剂的排泄。因此，检查后 24 小时，体内基本不存在 ^{18}F-氟代脱氧葡萄糖，对人体也就没有任何损害了。

21. PET/CT 检查后对身边人有影响吗

PET/CT 检查具有一定程度的放射性辐射，这是因为检查时需要注射具有一定辐射的药物，而这种药物需要一段时间才能从体内完全代谢掉，所以 PET/CT 检查后，其他人要尽量与患者保持一定的距离。^{18}F 的物理半衰期约为 2 小时，但生物半衰期则因人而异，儿童和青壮年比较快，老年人比较慢，多喝水可以加快排尿速度促进排泄。根据放射性核素衰减原理，一般 8 小时后是安全的。如果仍然担心辐射，可以选择隔离 2 天左右，这样就几乎没有残留了。如果无法做到隔离，就要尽量与患者保持 2~3m 的距离，这样受到的辐射剂量就会更小。PET/CT 检查后 16 小时内尽量不要与孕妇和儿童接触。

22. PET/CT 检查在卵巢癌诊断中的价值

在区分卵巢良恶性肿瘤方面，PET/CT 优于其他影像学方法，但对于早期、小病灶、交界性肿瘤的诊断不理想。对于卵巢恶性肿瘤，PET/CT 能同时提供机体肿瘤细胞葡萄糖代谢和肿瘤病灶解剖结构信息，具有一次成像探测全身转移灶的优势，可全面检测肿瘤的范围。PET/CT 对手术分期无法发现的腹腔外病灶和淋巴结转移具有很好的识别率，可以对胸腔纵隔及锁骨上等区域进行精确评估。因此在卵巢癌的治疗前评估方面具有优势。研究显示，PET/CT 在探测卵巢癌患者淋巴结转移方面准确性高于 CT 和 MRI 检查。

（高敏）

三、病理检查是诊断卵巢癌的"金标准"

1. **卵巢占位的鉴别诊断——一张超声报告引发的恐慌**

作为一名妇科肿瘤专业医生，几乎在每个门诊单元都能遇见那么几个愁容满面的患者，坐定后，从包里默默摸出一张超声报告："大夫，今年体检的超声报告说我的卵巢上长东西了，可是我什么感觉也没有。"超声报告的文字描述可以是"盆腔占位"，抑或是"附件肿物"；有的是"囊性"，有的是"实性"，还有的是"囊实性"；肿物的大小从几毫米到几十厘米不等。患者来就诊，是希望能从医生那里得到 2 个答案：其一，肿物是良性的还是恶性的；其二，是否需要手术治疗。

卵巢作为一个坐落于盆腔的妇科器官，本来就很小，体积连 1 个乒乓球都比不上。通常情况下，如果卵巢上长了肿瘤，特别是恶性肿瘤，常常没有任何症状，只有在体积增大压迫邻近器官或发生其他部位转移时才出现明显的症状。正因如此，卵巢癌起病隐匿，初次诊断时大多患者已处于晚期，早期诊断的患者常常是被体检的超声逮到的"幸运儿"。因此，每每此时，医生都会先肯定患者的就诊行为，体检超声提示任何附件区域的异常所见都不可轻视，这也是体检的意义所在。

然而，肿物是良性还是恶性这个问题却并不容易回答，甚至肿物是不是来源于卵巢这样看似简单的问题也难以十分肯定。影像学检查毕竟是隔着肚皮所见，盆腔内又有多个器官比邻而居，前有膀胱，后有肠管，卵巢和输卵管相连，像两条小辫儿一般贴在子宫旁边，确定肿瘤来源的终极办法是开腹或是腹腔镜探查，眼见为实。卵巢肿瘤是卵巢良性和恶性肿物的统称，卵巢恶性肿瘤才是我们常说的卵巢癌。面对"肿物究竟是良性还是恶性"这样的灵魂拷问，只有病理检查才能给出确实的回答，换成医学术语就是"病理检查是诊断卵巢癌的金标准"。这就是这一部分要着重谈论的中心命题。

2. **体检发现 CA125 升高**

在信息爆炸的时代，一名三甲医院妇科肿瘤专业的医生通常处于患者寻医问药的第 2~5 站，进入诊室的患者多是有备而来。作为一名不具备医学知识的普通患者，猝然拿到卵巢占位伴有 CA125 升高的体检报告，是很难泰然处之的。患者求助的第 1 站往往并不是医生，而是亲朋好友和搜索引擎。当然，患者中也不乏高级知识分子，他们会直接学习国内外的专业指南，以期实现自我规范化诊疗。然而，医学是一门尚存广泛未知领域的科学，诊疗工作也是一项经验和理论相结合的专业技能。随着临床工作年限的增加，医生深感医学之博大，个人学识和力量之有限，千人千面，同一疾病的表现五花八门，却都不是照着教科书发挥就能手到病除、药到病除的。靠着亲朋好友的所见所闻，或是循着专业书籍按图索骥，难免失之偏颇。常有患者顶着熬了多日的黑眼圈，立好了遗嘱才来就诊，结果虚惊一场。

作为肿瘤标志物家族的一员，CA125 升高绝不等于癌症，CA125 水平正常，也未必就能排除癌症可能。作为一种常见的良性妇科疾病，子宫内膜异位症就常表现为卵巢囊实性占位伴 CA125 升高，升的还都不少，几十几百甚至偶尔上千，但也不能据此就诊断为恶性。而经病理确诊的卵巢癌有时却也会表现为 CA125 水平完全正常，甚至疾病复发，全身多处转移，也仍然保持正常的 CA125 水平。此外，卵巢癌的病理类型十分丰富，不同类型的卵巢恶性肿瘤，参考的肿瘤标志物也不尽相同。有关卵巢的影像学检查和肿瘤标志物的科普知识在上文中已有详细交代，仅依据卵巢占位和 CA125 的升高就诊断卵巢癌太过简单粗暴。

总之，无论肿物的大小、囊实性、血流信号，还是肿瘤标志物的数值，都是卵巢癌诊断的参考依据，万变不离其宗，卵巢癌确诊的唯一"金标准"还是病理检查。

3. 卵巢的"原发癌"和"转移癌"——谁是罪魁祸首和大小无关

肿物长在卵巢上，并且是恶性的，就一定是卵巢癌吗？其实，卵巢的恶性肿瘤可以是"原发的"，也可以是"转移的"，而我们通常所说的卵巢癌是指原发于卵巢的恶性肿瘤。在诊断卵巢肿瘤时，不但要判断良恶性，还要弄清其来源，这就给卵巢癌的诊断带来了更多的挑战。

举个例子，三十多岁的女性患者，腹胀、食欲下降、体重下降就诊。胸部、盆腔、腹部的增强 CT 发现双侧附件区的实性为主占位直径分别达 8cm 和 6cm，伴腹水，CA125 和 CA199 均显著升高。外院就诊考虑双卵巢肿物性质待查，实施了全子宫+双侧卵巢输卵管及肿物切除，术后病理回报为双侧卵巢库肯勃瘤，建议专科医院就诊明确诊断。看到这里，您可能会问："病理诊断不是'金标准'吗？病理诊断都已经明确了库肯勃瘤，为什么还要明确诊断？"这就要从库肯勃瘤这个拗口的名字说起了。消化系统恶性肿瘤转移至卵巢，都统称为库肯勃瘤。经过了手术，被医生告知得了恶性肿瘤，却连诊断都没弄明白，此时的患者心中难免充满怨气和不满。相信读者也有同样的疑问：不是术前已经做了胸部、盆腔、腹部的增强 CT 吗，消化系统不是也包括在影像学检查的范围内吗？怎么就没有发现原发肿瘤呢？是医生的误诊吗？是影像科医生看得不仔细吗？这位患者接下来在医院接受了胃镜和结肠镜的检查，在胃镜检查时发现了胃部的病灶，并得到了胃部病灶活检病理的证实。而这样的病灶在影像学检查中常常是无法发现的。有些癌症就是这样狡猾，原发病灶可能在体积上微不足道，却早早发生了远处转移，转移病灶却体积巨大而症状明显。卵巢是多种癌症的常见转移部位，常见的除了刚才提到的胃癌，还包括结直肠癌和乳腺癌，甚至连大家不那么熟悉的淋巴瘤，也可能发生卵巢转移。

另一类患者在肿瘤专科医院的门诊也很常见，那就是已经不幸罹患某种癌症的患者在复查中发现了卵巢的肿瘤。很多患者会直接来到妇科肿瘤门诊就诊，希望医生着手治疗"卵巢癌"。通常情况下，一个人在一生中相继罹患两种癌症的概率是很低的，疾病的诊断通常也遵循"一元论"的原则，那就是用一个疾病来解释一个患者的所有症状和体征，某种肿瘤的患者，发现身体其他部位的新发占位病灶，通常会先考虑是疾病发生复发和转移。然而，一个人相继罹患两种甚至多种恶性肿瘤的情况也不是绝对不会发生。比如某些患者的亲属中有多个癌症患者，这很可能是某个出现了问题的基因，在这个家族中传递下来，比起普通人来，带有这种"错误基因"的个体会患某种恶性肿瘤的风险明显升高，且可能同时或相继罹患多种癌症。比较常见的有家族性卵巢癌乳腺癌综合征和林奇综合征。因此，在这种情况下，妇科肿瘤医生需格外谨慎，仔细评估每个患者的具体情况，采取合适的方法取得病理诊断判断卵巢上的肿瘤是"转移"还是"原发"。

判断肿瘤是"转移"还是"原发"，是很关键的诊断步骤，将直接决定患者的治疗方式。简单来讲，如果是原发的卵巢癌，则遵循卵巢癌的治疗原则，在肿瘤妇科治疗，若是胃癌发生了卵巢转移，则遵循胃癌的治疗原则，在消化内科或外科进行治疗。病理诊断鉴别卵巢"原发癌"或是"转移癌"，是决定患者治疗和命运的第一步。

4. 卵巢癌的病理类型多

作为女性生殖器官的重要一员，卵巢肩负着分泌女性激素和定期生产卵子的重要功能。要承担如此复杂而特殊的功能，就意味着它具有复杂的结构和多种细胞成分，包括上皮细胞、间质细胞以及其他器官不具有的生殖细胞。因此，卵巢恶性肿瘤的病理类型十分繁多，据世界卫生组织（WHO）的病理分类，包括上皮性肿瘤、性索间质肿瘤、生殖细胞肿瘤和前面提到的转移性肿瘤，每个大类下面又细分为多个小类，比如最常见的上皮性肿瘤就包括浆液性、黏液性、子宫内膜样、透明细胞等类型。总之，卵巢癌是卵巢恶性肿瘤的统称，卵巢癌家族分支众多，每一分支下又分多个种类，细数下来多达几十种。此外，卵巢肿瘤的良性恶性之分也不是黑白分明，比如说交界性肿瘤就处于良恶之间的灰色地带。另外，某些卵巢癌包含多种成分，称为混合性癌。由此可见，卵巢癌的病理诊断是十分考验病理科医生的功力的。

卵巢原发恶性肿瘤最常见的组织类型是卵巢上皮性癌，占所有卵巢原发恶性肿瘤的 85%~90%。其中，高级别浆液性癌又占卵巢上皮性癌的 70%，是临床工作中最常见到的卵巢癌。其他类型相对少见，还有一些，则要用罕见来形容了，比如 Sertoli-Leydig 细胞瘤、两性母细胞瘤、未分化癌等。病理科医生的诊断是根据获得病理组织制作的切片，通过显微镜观察其形态做出的，可以简单理解为"看图说话"，见多才能识广，经验十分重要。由于某些类型的卵巢癌发病率极低，诊断自然十分困难。这就是为什么有些疑难病例需要将病理切片送至更专业更权威的医院会诊，不同医院也可能做出不同的病理诊断的原因。

5. 病理检查是揭开卵巢癌面纱的终极方法

经过前面 4 个问题的铺垫，相信读者对卵巢癌已经有了大致了解。从症状上来看，卵巢癌通常没有典型症状，晚期患者可以出现转移病灶和腹水带来的相应症状，腹胀、腹痛、消化不良是临床常见的主诉；从体征上看，由于卵巢位于盆腹腔内，瘤体明显增大才能触及腹部包块，出现大量腹水后才出现明显的腹围增大，影响进食后会出现体重下降；从化验检查来看，肿瘤标志物的升高需动态监测，根据肿物大小、形态和血流信号，只能推断肿瘤性质，并不能作为确诊依据。加之卵巢癌组织类型多样，原发转移相互混淆，卵巢癌的诊断十分困难。最终确诊依据的是获得肿瘤组织，在病理科医生的协助下做出的病理学诊断。

病理报告是卵巢癌患者最为重要的医疗文书，包含的信息非常丰富，是医生制订治疗方案的最重要依据，也是患者咨询病情时必须提供的文件。1 份卵巢癌的病理报告通常会提供以下信息：①组织的来源：有些时候，肿瘤组织并不一定来源于卵巢，也可能来源于转移部位，如转移的淋巴结、大网膜和腹膜，或是肝脏的转移灶。②肿瘤的来源：如来源于卵巢，或是乳腺转移癌，抑或是消化系统转移癌。还有一种很常见的报告方式为来源于女性生殖系统，因为卵巢、输卵管和腹膜来源的高级别浆液性乳腺癌为一类疾病，在病理上难以区分，且治疗方式相同。③肿瘤的分化：可以分为高、中、低分化，通常肿瘤的分化越低，预后越差。④肿瘤的级别：比如浆液性腺癌有高级别和低级别之分，级别越高，肿瘤的恶性程度越高，预后越差。⑤肿瘤的组织类型：如浆液性乳头状癌、子宫内膜样腺癌等，肿瘤的组织类型不同，生物学行为不同，预后迥异。因此，肿瘤的组织类型也是决定治疗方式最重要的因素。⑥免疫组化结果：虽然病理诊断的基础是形态，也就是前面提到的"看图说话"，但是当诊断困难的时候，对切片进行免疫组化的染色可以帮助病理医生判断肿瘤的来源，鉴别不同的类型，这个问题还会在后文具体说明。以上仅仅是对病理报告的极简版解读，除此之外还有很多技术细节和知识，有些病理类型的名称并没有"癌"字却仍然是恶性肿瘤，比如"未成熟畸胎瘤"和"幼年型颗粒细胞瘤"。

总之，病理诊断是诊断卵巢癌的"金标准"，病理报告是极重要的医疗文件，病理报告的解读需要具有执业资格的医生根据专业知识做出。

6. 获得病理诊断的必要性

谈及病理诊断的必要性，主要就是以下 2 点：准确的病理诊断是医生做出治疗方案的依据，也是判断患者预后的重要信息。

卵巢癌的治疗主要依靠 2 种手段，化疗和手术。近年来，靶向治疗和免疫治疗逐渐登上历史舞台，但化疗和手术作为一线治疗的江湖地位仍然屹立不倒。

我们先谈手术。手术治疗是大众最为熟悉也最容易理解的治疗方式，"哪里长了瘤子，就把哪里切除"。然而，恶性肿瘤和良性肿瘤的最大差异就在于，恶性肿瘤是会转移复发的。癌症转移的途径通常有 3 个：直接蔓延、血行转移和淋巴转移。比如卵巢癌可以侵犯周围的膀胱、肠管，可以发生盆腹腔淋巴结的转移，也可能经过血液的循环转移至肝脏。复发则是指已经切除并完成治疗的肿瘤在其他的部位从无到有的再次出现，比如卵巢癌，即使切除了双侧的卵巢，也可能在盆腔、腹腔其他脏器甚至脑部再次生长出同样组织类型的恶性病灶。因此，手术治疗卵巢癌，并不是简单的"长哪儿切哪儿"，而是涉及手术范围的决策，而不同的病理类型是决策手术范围的重要考量因素。比如最为常见的卵巢高级别浆液性癌，由于其恶性程度高，即便只有一侧卵巢长了肿瘤，通常也需要切除子宫、双侧的卵巢和输卵管、淋巴结和大网膜；而某些恶性程度不那么高的生殖细胞肿瘤，仅切除患侧附件就足够了。另外，有些年轻的女性患者有保留生育功能的要求，某些病理类型的卵巢癌，就可以仅切除患侧附件，保留子宫和对侧正常的卵巢和输卵管，以期保留生育功能，而另一些病理类型的卵巢癌生物学行为恶劣，极易转移复发，为了避免生命威胁，就不具备保留生育功能的条件了。

再谈化疗。不同病理类型的卵巢癌对于化疗药物的敏感性不同，因此需要"因病施治"，根据病理类型选择不同的化疗方案和疗程。比如上皮性癌的一线化疗方案多选择紫杉醇联合卡铂双药联合方案，而恶性生殖细胞肿瘤就会选择含有博来霉素、依托泊苷和顺铂的三药联合化疗。不同病理类型的卵巢癌的生物学行为也表现不同，这也是为什么同样期别的肿瘤，有些需要补充术后化疗，预防复发，而有些类型则不需要化疗的原因。

预后是个医学术语，评价预后的指标包括无疾病进展生存期、总生存期等等。预后好坏换成比较容易理解的说法，就是得了卵巢癌后活得长还是短。决定预后的因素包括很多，比较主要的有 2 个因素：一个是分期，另一个就是病理类型。分期比较好理解，初次诊断时分期越晚，预后越差；而不同病理类型之间的预后差异也非常大。这也是为什么同样期别的卵巢癌，有些患者长期生存，而有些患者却反复复发，最终走向生命终点的根本原因。

7. 获得病理诊断的方法

经过上述问题的交流，读者应该对卵巢癌病理诊断的重要性已经有了深刻的认识，对获取肿瘤组织做病理诊断的必要性也已达成共识。接下来我们要讨论的问题则更具实际操作意义，那就是如何获取珍贵的肿瘤组织。

对于局限于卵巢本身的肿瘤，获取病理诊断最直接的方法就是手术切除肿瘤获取肿瘤的病理组织，送检病理检查，手术既是明确诊断的方法，也是治疗的手段。对于怀疑为恶性的卵巢肿瘤，手术获得病理组织最重要的原则是完整切除肿瘤。通过腹腔镜切除肿瘤后在腹腔内粉碎取出，或者是剥除肿瘤而破坏其包膜完整性的方式均会造成恶性肿瘤在腹腔的播散和分期的升级，因此，这些方式都是不可取的。

在临床工作中，经常会遇到一些患者在手术前踌躇不定，希望在术前就获得卵巢肿瘤的明确诊断。他们常常会问："能否通过超声引导或是 CT 引导，从体外用穿刺针穿刺卵巢肿物，获得肿瘤组织明确诊断呢？"答案是否定的，其原因如上所述，如果肿物为恶性，经体表穿刺的操作必然会破坏肿瘤的包膜完整，造成人为的分期升级和肿瘤组织在盆腹腔的播散。

对于已经发生转移的可疑卵巢癌来说，肿瘤不仅局限于卵巢，常见的转移部位还包括大网膜、腹膜、盆腹腔的淋巴结、浅表的淋巴结（腹股沟淋巴结或锁骨上淋巴结），有些甚至已经转移至肝脏和肺脏这样的重要脏器。首先需要说明的是，转移部位的肿瘤组织具有原发肿瘤同样的病理类型，也就是说，从转移病灶获得的肿瘤组织同样可以确诊肿瘤是否原发于卵巢。因此，对于已经发生转移的患者，穿刺部位的选择需考虑的因素则是：①穿刺部位是否安全，能否用最小的代价获得足够的肿瘤组织；②诊断的意义，比如肝脏的转移灶如经病理证实，则卵巢癌已达ⅣB 期，也就是卵巢癌的最晚期。

穿刺部位的选择需有经验的超声医生和妇科肿瘤专业医生共同协作，做出决定。

8. 病理报告的产生流程

病理诊断书，其重要性不言而喻，对患者而言，仿佛一纸"判决书"，后半生的命运全系于此。等待"宣判"的煎熬，有时甚至超过了疾病本身的痛苦。几乎每个患者都会提出质疑：从获得肿瘤组织到病理医生签署病理报告为什么需要这么长的时间。其实，真不是医生动作慢，而是想要获得准确详尽的病理报告，需要医生开展很多工作。

前面所述的病理诊断，是将肿瘤组织制作成石蜡切片后由病理科医生阅片后做出的。肿瘤组织从获得到制作成可以放在显微镜下观察的石蜡病理切片，需要经历一系列复杂的工艺流程。简单来说，肿瘤组织需经福尔马林浸泡，有经验的技术人员取材、固定、脱水、浸蜡和包埋，制作成可以长期保存的蜡块，然后切成微米级别的薄片，再经过贴片、染色、封片等步骤，最后得到可以放置在显微镜下观察的病理片。病理科医生通过显微镜观察放大的细胞形态和结构，根据其理论和经验做出判断。此外，对于普通染色下判断困难的病例，还需再进行免疫组化染色制作特殊染色的切片，帮助判断肿瘤的来源，做出正确的诊断。特别疑难的病例有时还需多名病理医生阅片后讨论决定最后诊断。总之，1 张病理报告凝聚了数名医生和专业技术人员的工作和时间，它的产生通常需要 3~7 天，甚至更长。"磨刀不误砍柴工"，既然病理诊断如此重要，就让我们耐心地等等吧。

9. 术中快速冰冻病理也有局限性

肿瘤的性质和组织类型将决定手术切除的范围，可偏偏这最终的答案需要耗时多日。这就意味着患者需要接受一次手术切除病灶，然后等待结果，病理为良性的患者治疗结束，而病理为恶性的患者则需面临短时间内再次接受手术和麻醉的严峻挑战。临床的需求推动了医学技术的发展，更快的切片制作工艺应运而生。术中快速冰冻病理技术的出现，将切片制作的流程缩短至 1 小时以内，使术中判断肿瘤性质、决策手术范围、避免二次手术成为可能。

然而，术中快速冰冻病理技术仍有其局限性，最大的挑战就是冰冻病理的准确性问题。因为手术大夫需要等待快速冰冻病理的结果出来后，才能决定切除的范围，继续手术操作。在等待期间，患者腹腔创面开放且处于持续麻醉状态，这就注定了快速冰冻病理的时间非常有限。首先，卵巢肿物具有一定体积，不同部位间可能存在异质性，由于时间所限，不可能广泛取材，病理医生只能依据经验在肉眼观察最可疑的部分取材，制作有限的切片进行观察；其次，快速冰冻病理制作出的切片有时带有冰晶，细胞肿胀变形，并没有石蜡切片那样清晰且易于观察；再次，时间不允许病理科医生进行免疫组化的染色帮助诊断。由于技术和时间的限制，术中冰冻病理的结果有时与术后病理的结果并不一致。因此，手术医生根据术中冰冻病理做出手术范围的决定需特别慎重。

（张乃怿）

四、基因检测很重要

提到卵巢癌的基因检测，必然要提起一位话题女明星——安吉丽娜·朱莉，这位被称为全球最性感的女明星，外婆和母亲相继因乳腺癌和卵巢癌去世，促使她进行了基因检测，在发现确实存在相关的基因问题后，先后做了双侧乳腺切除术和卵巢及输卵管的切除手术，引发了全球关注。那么大家可能就要问了，朱莉做的基因检测究竟是什么，真的有这么神奇吗？下面，让我们揭开卵巢癌基因检测的神秘面纱。

（一）什么是卵巢癌的基因检测

1. 什么是基因和基因突变

在发现基因与癌症存在某些潜移默化的关系之后，各种基因检测就如雨后的春笋，涌现在大家的视线里。在了解卵巢癌基因检测之前，我们首先要了解一下什么是基因和基因突变。

每个人的细胞中都有 23 对染色体，一半来自父亲，一半来自母亲，共 46 条，每条染色体又是由不同的基因组成的。基因（遗传因子）是遗传的物质基础，是 DNA（脱氧核糖核酸）分子上具有遗传信息的特定核苷酸序列的总称，是具有遗传效应的 DNA 分子片段。基因通过复制，把遗传信息传递给下一代，使后代出现与亲代相似的性状。基因虽然十分稳定，能在细胞分裂时精确地复制自己，但这种稳定性是相对的。在一定的条件下，基因也可以从原来的存在形式突然改变成另一种新的存在形式，就是在一个位点上，突然出现了一个新基因，代替了原有基因，这个基因叫作突变基因。于是后代的表现中也就会突然地出现祖先从未有的新性状。从分子水平上看，基因突变是指基因在结构上发生碱基对组成或排列顺序的改变。基因突变可以发生在发育的任何时期，通常发生在 DNA 复制时期，即细胞分裂间期，包括有丝分裂间期和减数分裂间期；同时，基因突变和脱氧核糖核酸的复制、DNA 损伤修复、癌变和衰老都有关系，也是生物进化的重要因素之一。基因突变一部分来自遗传，另一部分则是由环境或其他因素引起。

2. 基因突变都会遗传吗

肿瘤患者的基因突变按照是否遗传分为胚系突变（gBRCAm）和体系突变（sBRCAm）。胚系突变可以遗传，存在全身每一种组织中，并且终生携带，可以通过血液、颊黏膜检测。体系突变不会遗传，仅仅存在于肿瘤组织中，必须切除肿瘤组织进行检测。对于肿瘤患者的治疗来讲，两者都很重要。但是，仅胚系突变对于家人是否遗传癌症等疾病有意义。

某些肿瘤的确存在遗传倾向，这些肿瘤患者通常存在肿瘤遗传相关的基因突变，此类基因突变会大大增加发生某些癌症的风险。具有遗传性的肿瘤约占3%，包括女性特有的乳腺癌和卵巢癌。目前发现的与肿瘤遗传相关的基因多达300多种。

有了前面对遗传基础知识的介绍，大家就不难理解卵巢癌的基因检测了吧！所谓卵巢癌的基因检测就是通过采集卵巢癌患者的血DNA或肿瘤组织，运用现代基因检测技术，检测发生突变导致肿瘤发生的基因。区分引起患者发生肿瘤的是胚系突变还是体系突变，进而有针对性地指导用药并进行遗传咨询。

（二）卵巢癌基因检测的意义是什么

临床医生在治疗肿瘤的过程中发现，人体肿瘤千差万别，即使是同一个部位的肿瘤，治疗效果和方法也应因人而异，这种因人、因病而采取不同疾病治疗方法的治疗被称为"个体化治疗"。因此，在癌症治疗过程中，只有同病异治，因人而异，实施个体化治疗，才能针对不同类型的患者选择适合他们的药物。

之所以开展肿瘤的基因检测，是因为随着基因分子水平研究的不断深入，越来越多的肿瘤细胞信号通路被发现。大量临床研究表明，通路中的特定基因的扩增/突变/表达状态与靶向、化疗药物的有效性密切相关。因此，临床上检测这些通路中特定基因的扩增/突变/表达情况，能针对性地为每位患者"量身定制"一套最适合的治疗方案，从而最大程度地提高治疗的有效率，减少药物的副作用，避免用药不当贻误治疗时机。目前，化疗总体有效率徘徊在30%~40%，而通过基因检测筛选出获益患者，有效率可以提高到80%。分子检测为癌症治疗模式带来了翻天覆地的变化，癌症治疗迈入个性化治疗的新时代。

因此，卵巢癌基因检测的意义在于：①具有潜在诊断、预测治疗价值和判断预后的作用。卵巢癌患者，如果其肿瘤具有体细胞突变或胚系 *BRCA1/2* 突变，其能从 PARP 抑制剂治疗中获益的机会就更大。②胚系致病性突变，对患者及其家属具有预测患病风险的临床意义。因此，无论是在靶向治疗方面还是在降低家族癌症风险方面，尤其是对未来女性的患病风险评估，卵巢癌的基因检测皆对患者有所裨益。

（三）卵巢癌基因检测的内容包括哪些

1. *BRCA* 基因和遗传性乳腺癌、卵巢癌

（1）您听说过 *BRCA* 基因吗

BRCA 基因（breast cancer gene），即乳腺癌基因，在 1990 年、1994 年先后发现 *BRCA1*、*BRCA2* 基因，*BRCA1/2* 基因序列很长。

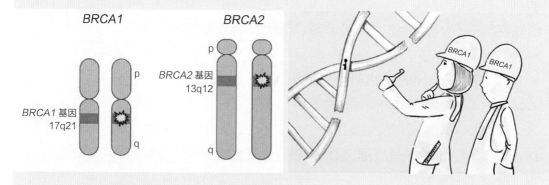

（2）*BRCA* 基因与卵巢癌发病风险

BRCA1、*BRCA2* 基因突变明确与遗传性卵巢癌和乳腺癌相关。*BRCA* 基因是抑癌基因（简单理解就是抑制机体发生癌变的基因），主要负责修复已有损伤的 DNA。一旦发生突变，女性发生卵巢癌、乳腺癌的风险显著升高，男性发生乳腺癌、前列腺癌、胰腺癌的风险也会增加。据报道，中国人卵巢上皮性癌 *BRCA* 突变率为 28.45%，其中，*BRCA1* 突变率 20.82%，*BRCA2* 突变率 7.63%。在普通女性中，终生罹患卵巢癌风险为 1.3%，而 *BRCA1* 基因突变女性卵巢癌风险增加至 39%~58%，*BRCA2* 基因突变女性卵巢癌风险增加至 13%~29%。

（3）*BRCA* 基因检测现状

BRCA1 和 *BRCA2* 基因目前已报道的变异类型有很多，检测的全面操作方法

也很复杂，传统方法需要耗费大量的时间并且价格不菲。相比之下，高通量测序技术——二代测序技术以其更为高效快速且能一次性对 *BRCA1* 和 *BRCA2* 基因多个变异区域同时进行检测，以更高性价比的优势脱颖而出，成为 *BRCA1/2* 基因检测的主力军。

（4）何谓遗传性乳腺癌-卵巢癌综合征

所谓遗传性乳腺癌-卵巢癌综合征，是指家族血亲内数代、多人发生乳腺癌、卵巢癌，这些肿瘤具有家族聚集、可遗传的特点。遗传性卵巢癌占所有卵巢癌的10%~15%，遗传性乳腺癌为3%。最为常见的原因就是 *BRCA* 基因突变，占遗传性卵巢癌的80%~90%，占遗传性乳腺癌的30%~70%。

（5）哪些患者需要进行 *BRCA* 基因检测

卵巢癌或乳腺癌患者，符合下列条件之一就需要进行检测：①发生于任何年龄段的卵巢癌，尤其对于高级别浆液性癌、子宫内膜样癌、透明细胞癌；②45岁及之前发病的乳腺癌患者；③≥2个乳腺癌病灶，50岁及之前发病；④三阴性乳腺癌（雌激素受体、孕激素受体、HER-2免疫组化均阴性），60岁及之前发病；⑤任何年龄还有乳腺癌和卵巢癌患者；⑥男性乳腺癌。

2. HRD 检测的现状和意义是什么

（1）什么是 HRD

DNA 损伤反应机制是维持 DNA 基因组稳定性的重要因素。当细胞遭受 DNA 损伤时，细胞一般会通过 DNA 修复途径去除 DNA 损伤，从而保证细胞生存。DNA 是双链螺旋结构，当一条链损伤时，机体会进行单链修复途径，当双链都损伤时，则进行双链修复途径。其中，DNA 单链修复途径主要是以 PARPs 介导的碱基切除修复为主。DNA 双链修复途径主要包括同源重组修复（homologous recombination repair，HRR）和非同源末端链接修复（non-homologous end joining repair，NHEJ）2种修复模式。HRR 是 DNA 双链损伤的重要修复方式，是一条涉及多个步骤的复杂的信号通路，其中关键蛋白为 BRCA1 和 BRCA2。如果 *BRCA* 基因出现突变，导致 BRCA1 和 BRCA2 蛋白失去功能，就会引起同源重组缺陷（homologous recombination deficiency，HRD）。另外，其他 HRR 相关基因，如 *PALB2*、*CDK12*、*RAD51*、*CHEK2*、*ATM* 等发生突变，或 *BRCA1* 基因启动子发生甲基化，以及其他暂未明确的原因，都会引起 HRD，导致基因组不稳定。

（2）HRD 与 PARP 抑制剂敏感性有什么相关性

HRD 是肿瘤组织的一个常见特征，因其与多腺苷二磷酸核糖聚合酶（poly ADP-ribose polymerase，PARP）抑制剂的敏感性有关，目前正受到临床广泛关注。在 HRD 的肿瘤细胞中，使用 PARP 抑制剂可同时阻断 DNA 的单链损伤修复，从而造成肿瘤细胞死亡，而对正常细胞无明显影响。当使用 PARP 抑制剂靶向作用于单链修复中的 PARP 时，未经修复的 DNA 单链断裂可发展为 DNA 双链断裂。在 HRD 的肿瘤细胞中，PARP 抑制剂可造成大量的 DNA 损伤，从而导致肿瘤细胞凋亡。HRD 并不能直接导致细胞凋亡，只有当 PARP 抑制剂作用于 HRD 细胞时，在 2 种主要的 DNA 修复机制同时失效的情况下，才会导致细胞死亡，即"合成致死"。

导致 HRD 最常见的原因是参与 HRR 修复通路上的基因突变。突变可以发生在表现个体整体特征的胚系细胞中，也可以发生在只表现肿瘤细胞特征的体细胞中。*BRCA1*、*BRCA2* 胚系突变是较为常见的导致 HRD 的原因之一。患者的胚系突变不仅是临床上确定治疗方案时考虑的原因之一，在遗传咨询方面也很重要（可评估亲属的患癌易感性和确定预防性干预措施）。当 *BRCA1*、*BRCA2* 野生型的患者与 *BRCA* 突变卵巢癌有着相同的临床特征以及对 PARP 抑制剂敏感时，这些没有 *BRCA* 突变的患者被称为"BRCAness"（BRCA 表型）。BRCAness 的可能机制之一是 HRR 通路上其他基因突变。另一种机制可能涉及 HRR 相关基因的表观遗传修饰，如 *BRCA1* 启动子甲基化。在 *BRCA1* 甲基化肿瘤中也观察到了与 *BRCA1* 突变肿瘤类似的基因表达特征。

从合成致死的原理上讲，PARP 抑制剂可以在所有的 HRD 肿瘤细胞中发挥作用，即不只局限于 *BRCA1*、*BRCA2* 基因突变，目前 PARP 抑制剂适应证中的"铂敏感"的概念即与 HRD 密切相关，即所有的铂敏感患者能够从 PARP 抑制剂的维持治疗中获益。

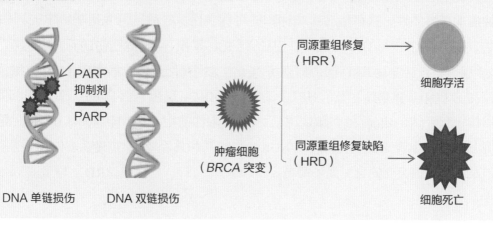

（3）HRD 相关基因检测包括什么

从作用原理而言，有同源重组缺陷（HRD）的肿瘤细胞对铂类药物或 PARP 抑制剂更敏感，如奥拉帕利、尼拉帕利。目前公认的、证据最全的 HRD 生物标志物是胚系 *BRCA1*、*BRCA2* 致病突变（gBRCA1、gBRCA2），FDA 已批准胚系 *BRCA1*、*BRCA2* 检测来指导卵巢癌的靶向治疗。然而，仅仅用 *BRCA1*、*BRCA2* 作为 HRD 的划分标准是不够的，因为已知的 HRR 涉及的基因就已多达数十个，这些基因的异常也可能导致 HRD 表型。因此，学者们提出"BRCAness"的概念，描述无 *BRCA* 突变，但却具有和 *BRCA* 突变肿瘤类似表型的 HRD。因此 HRD 的检测需要综合 *BRCA1*、*BRCA2* 和其他 HRR 相关基因的检测，以更有效地筛选 PARP 抑制剂靶向治疗的适用人群。

（4）基因组瘢痕是基因坏了吗，何为 HRD 阳性

HRD 在卵巢癌中的发生率比较高。进一步了解 HRD，从而识别 BRCAness 表型的存在，可使更多的患者受益于 PARP 抑制剂治疗。评价 HRD 的最佳方式依然有待确定。针对 HRD 的检测有 3 种策略：HRR 修复相关基因胚系突变的筛选、HRR 修复相关基因的体系突变筛选与"基因组瘢痕（scar）"所表示的 HRD 引起的基因组不稳定。HRD 评分可依据杂合性缺失（loss of heterozygosity，LOH）、端粒等位基因不稳定以及大片段重排。胚系突变的筛选可利用二代测序（NGS）技术分析血液中的 DNA，血液标本的获取较为简单，所以胚系突变的检测也使目前的遗传咨询成为可能。体系突变的检测是针对肿瘤标本的 DNA 进行的筛查。体系检测分析可以评估 HR 基因的任何突变（胚系和/或体系），因此，是一种广泛的基因评估，有助于确定治疗策略，如使用 PARP 抑制剂。

然而，当用这种方法检出突变时，仍然需要对正常细胞进行胚系分析，以确定突变是胚系突变还是体系突变。体系筛查的局限性包括肿瘤标本之间异质性和肿瘤本身异质性，这可能会影响标本的可代表性。最后，可以用功能学的评估方法来评价 HRD。当 HRD 存在时，基因组变异累积，等位基因失衡可能导致"基因组瘢痕"，这样对 HRD 的评估就可以不考虑潜在的遗传或表观遗传机制。例如，较高的 LOH（≥16%）表示 HRD。LOH 还可以与端粒等位基因不稳定和大片段重排一起评估，从而得到 HRD 评分。HRD 阳性的定义在 MyChoice HRD 检测的得分≥42。尽管二代基因测序（NGS）在胚系和体系检测中能够评估许多基因，但某些基因的突变的含义尚不清楚。

（5）如何筛选 PARP 抑制剂敏感人群

目前，有 2 种主要方法来确定可能对 PARP 抑制剂敏感的肿瘤患者。第一种方法是检测 *BRCA* 基因突变或 HRR 基因突变，来确定 HRD 的原因。第二种方法是通过 HRD 对细胞基因组产生影响的表征，直接确定 HRD 导致的结果，例如基因组瘢痕和临床治疗中对铂类的敏感。基因组瘢痕是由于 HRD 会引起基因组的特征性变化，如果观察到这种变化，可以假定它们的起源是 HRD。*BRCA* 基因突变或 HRR 基因突变和 HRD 阳性人群，都是 PARP 抑制剂的敏感人群。

（6）HRD 检测在临床中有哪些应用

HRD 检测在临床中的应用主要包括：①采用 PARP 抑制剂一线维持治疗的高级别浆液性癌（HGSC）患者推荐常规进行胚系/体细胞 *BRCA* 突变检测；②一线维持治疗时，可采用基因瘢痕检测筛选 PARP 抑制剂无获益的野生型 *BRCA* 突变患者；③铂敏感复发患者维持治疗，可采用 *BRCA* 突变检测和基因瘢痕检测预测 PARP 抑制剂的获益可能性。

（7）目前国内 HRD 检测现状如何

目前，国内 HRD 检测产品尚不成熟，大多是从基因水平利用 NGS 平台对同源重组通路相关基因进行检测。该方法存在一定的缺陷：①除 *BRCA* 基因外，其他基因的检出率均较低；②不同的 HRR 基因通道纳入基因存在差异，缺乏公认的标准；③不论是 HRR 基因通道还是 HRD 基因瘢痕检测均无法检出同源重组通路基因表观遗传改变（如 *BRCA1* 启动子区甲基化），因此存在一定的假阴性比例；④不同基因对同源重组通路功能影响不同，缺乏量化指标；⑤经济成本效益也需要考虑并知情告知。HRD 检测可以使 PARP 抑制剂敏感人群从占 20% 左右的 *BRCA* 突变人群扩大到占 50% 左右的 HRD 阳性人群。

3. 微卫星不稳定性（MSI）相关基因

微卫星不稳定性（MSI）相关基因是预测免疫治疗药物效果的基因检测，这种基因检测是为了检测患者对于免疫治疗（主要指 PD-1/PD-L1 治疗）是否合适。主要包括两个指标：MSI 和 TMB。

（1）MSI

微卫星不稳定（MSI），它分为 MS-S（微卫星稳定）、MSI-L（微卫星低度不稳定）和 MSI-H（微卫星高度不稳定）3 种情况，MSI-H 是 PD-1/PD-L1 用药的依据。

（2）TMB

肿瘤突变负荷（TMB），它的数值越高，表明肿瘤的免疫源性越强，提示肿瘤细胞越有可能会被 PD-1/PD-L1 药物所识别，PD-1/PD-L1 药物起效的可能性就越大。

但从目前卵巢癌的整体治疗看，免疫治疗效果并不理想，因此，使用免疫治疗要格外慎重，往往在后线复发、常规化疗药物不能取得疗效，或患者不能耐受化疗或靶向药物副作用时作为选择。同时，免疫治疗也存在相关副作用，如甲状腺功能减退、甲状腺功能亢进、免疫性下垂体炎、免疫性肺炎、免疫性脑膜炎、免疫性肝炎等，因此建议慎重选择。

（四）卵巢癌基因检测包括哪些基因，还可以覆盖其他肿瘤吗

根据临床实践指南推荐，需进行检测的基因有 *BRCA1*、*BRCA2*、*TP53*、*PTEN*、*ATM*、*BRIP1*、*CDH1*、*CHEK2*、*NBN*、*PALB2*、*RAD51C*、*RAD51D*、*STK11* 等。

进行上述基因检测，除了可以指导卵巢癌的治疗，还可以预测其他遗传性肿瘤的发病风险，如乳腺癌、结直肠癌、子宫内膜癌、前列腺癌、胃癌、胰腺癌、遗传性乳腺癌-卵巢癌综合征（HBOC）、林奇综合征、家族性腺瘤性息肉病（FAP）、PTEN 错构瘤综合征（PHTS）、幼年性息肉综合征（JPS）、色素沉着息肉综合征（PJS）、利-弗劳梅尼综合征（LFS）、MUTYH 相关性息肉病（MAP）、NTHL1 相关性息肉病（NAP）等。

（五）卵巢癌基因检测采用抽血检测还是取肿瘤组织检测，有什么要求

1. 应采用取血还是取肿瘤组织进行基因检测

在进行肿瘤基因检测时，抽血和取肿瘤组织针对的是不同的检测内容，通过血液检测的是肿瘤患者的胚系突变，也就是可能遗传给下一代的基

因突变，胚系突变是在肿瘤的各个治疗阶段都不会改变的基因突变；而通过肿瘤组织检测的则是体系突变，肿瘤的体系突变是不会遗传给下一代的，而且在肿瘤治疗的不同阶段，体系突变是可能发生改变的，比如卵巢癌患者在复发后，复发的肿瘤组织可能发生与初始肿瘤不同的体系突变，往往就是因为出现了这些新的体系突变，才导致肿瘤患者对化疗或靶向治疗发生耐药。

另外，抽血和取肿瘤组织进行检测有其各自的优势：用血做基因检测的优势在于血液随时随地都可以采样，劣势在于用血液检测难度较大，费用会比肿瘤组织检测更高。而且，放化疗、体内输入过白细胞、服用抗肿瘤的药物等都会导致血液里的循环肿瘤细胞 DNA（ctDNA）含量偏低，影响到体系 *BRCA* 突变（但不会影响胚系 *BRCA* 突变）的检测结果。而用组织做检测则正好相反，优势是检测难度小，费用较低，劣势在于肿瘤组织很难采样，组织也建议采用新鲜样本，标本切除时间最好在一年以内，组织越新鲜，检测结果越准确。

因此，推荐患者在经济条件允许的情况下，同时进行血液和肿瘤组织检测，以获取更多的肿瘤信息，指导后续治疗。

2. 如何进行样本采集

在基因检测过程中，最基本的要素是样本的可靠性。只有从最初就严格控制样本质量，并取得准确的临床资料，才能获得最为精准的基因检测结果。下面详述 *BRCA* 基因检测采样时的注意事项。

首先，医生需要与患者充分沟通，在患者充分理解基因检测的价值、必要性并认可基因检测的情况下，方可进行下一步的填写表单（包括申请单与知情同意书）以及采样。申请单必须要包括受检者姓名、年龄、性别、民族、籍贯、个人疾病史、家族疾病史等，以避免后期样本混淆的可能性，同时对于部分特殊的、具有家族史的成员，在出现较罕见的基因突变时，也便于及时将相关信息反馈给送样医生，为患者提供更为严格准确的检测结果以及更为科学的进一步治疗方案。知情同意书的意义在于给患者更为翔实的检测介绍，帮助患者进一步理解基因检测的内容与意义，规避可能存在的伦理风险。

其次，采样流程包括样本采集与样本标记。*BRCA* 基因检测多采用外周血样本采集，少数会要求患者提供唾液。

再次，样本的要求，详情见下图。

血液版	– 外周血 2~5ml – 检测胚系突变 • 肿瘤相关遗传基因胚系突变 • HRD 相关基因胚系突变	– 石蜡切片、新鲜组织、病理蜡块、穿刺样本 – 检测胚系突变 + 体系突变 • 肿瘤相关遗传基因胚系突变 • HRD 相关基因胚系突变 • HRD 相关基因体系突变 • HRD 评分 – 减少 HRD 漏检率	**组织版**

（六）一份 *BRCA* 基因检测报告该如何解读

患者拿到的 *BRCA* 基因检测报告通常为以下 5 个分类中的一种：

（1）致病性

致病性（pathogenic）包括以下几种情况：①编码提前终止密码子的序列变异，即 *BRCA1* 第 1 855 位氨基酸和 *BRCA2* 第 3 309 位氨基酸前发生的无义突变或移码突变；②发生在剪切位点，即外显子上下游第一或第二个碱基的变异，但是，需除外经预测或已明确的可产生可能恢复 *BRCA1*、*BRCA2* 基因功能的自然存在的框内 RNA 异构体的变异；③拷贝数缺失变异，该变异导致 *BRCA1* 第 1 855 位氨基酸和 *BRCA2* 第 3 309 位氨基酸前发生移码突变，或者该变异移除 1 个或多个外显子且不是经预测或已明确的可产生可能恢复 *BRCA1*、*BRCA2* 基因功能的自发框内 RNA 异构体的变异；④任意大小的拷贝数重复变异，该变异导致 1 个或多个外显子重复并已被证实会导致 *BRCA1* 第 1 855 位氨基酸和 *BRCA2* 第 3 309 位氨基酸前发生移码突变；⑤体外或体内功能研究显示对基因或基因产物有破坏作用且与肿瘤高危相关的其他类型变异。

（2）可能致病性

可能致病性（likely pathogenic）包括以下几种情况：①该变异经 mRNA 水平的实验证实能够改变剪接，但是不会产生可能恢复基因功能的自然存在的框内 RNA 异构体；②该变异编码的氨基酸改变与之前定义的 5 类致病性错义突变相同，但发生改变的基础核苷酸不同，而且既往疾病关联并非由剪接事件所致，并且变异未见于作为对照的外显子组测序项目（exome sequencing project）、千人基因组计划（1 000 genomes project）或外显子组整合数据库（exome aggregation consortium），或变异位于已确认的功能区；③移除密码子的小片段框内缺失变异，该变异涉及的氨基酸位点已被证实可发生错义替换 5 类变异，且既往疾病关联并非由于剪接事件所致，并且变异未见于作为对照的外显子组测序项目、千人基因组计划或外显子组整合数据库，或变异位于已确认的功能区；④体外或体内功能性研究显示对基因或基因产物有破坏作用的其他类型变异，并且变异未见于作为对照的外显子组测序项目、千人基因组计划或外显子组整合数据库，或者变异位于已确认的功能区。

（3）意义未明

意义未明（uncertain significance）证据不足以将其归类为1、2、4或5类的变异，或证据与良性和致病性分类相矛盾的变异。

（4）可能良性

可能良性（likely benign）包括以下几种情况：①该变异编码的氨基酸改变与已确认的1类良性变异相同，但发生改变的基础核苷酸不同，且无证据表明该变异会导致剪接事件；②个体发生的胚系变异与已知致病变异在同一基因上呈反式排列，且该个体除了 *BRCA* 相关肿瘤外无明显其他临床表征。

（5）良性

良性（benign）包括以下几种情况：①外显子组测序项目、千人基因组计划或外显子组整合数据库中等位基因频率 >5% 的变异；②体外或体内功能研究显示对蛋白质功能或剪接无破坏作用的变异。

其中致病性突变（5类）和可能致病性突变（4类）是我们通常意义上所说的 *BRCA* 基因阳性，也是 PARP 抑制剂的绝对适应证。

（七）*BRCA* 和 HRD 与 PARP 抑制剂之间的关系

卵巢癌肿瘤细胞减灭术及术后辅以铂类为基础的联合化疗是标准的传统治疗方法，术后无肉眼残留病变或极小的残留病变是最重要的预后因素。尽管如此，患者仍存在复发率高、5年生存率低的问题。PARP 抑制剂的出现无疑是卵巢癌治疗史上的一次革命。无论患者的 *BRCA* 基因突变与否，在临床治疗上均表现出良好的客观反应率（ORR）。最初，PARP 抑制剂是为基于 *BRCA1/2* 突变的患者研发的，但不断增加的临床数据已显示其在更广泛的卵巢癌群体中的益处。PARP 抑制剂的临床适应证也从 *BRCA* 突变发展到同源重组缺陷（HRD）再到铂敏感的卵巢癌患者，且显示了良好的研究结果。

如前所述，DNA 损伤修复功能异常是肿瘤发生发展的重要特点之一。*BRCA1*、*BRCA2* 基因作为 HRR 修复的关键抑癌基因，其编码的蛋白参与 DNA 双链损伤的修复、细胞生长和防止异常细胞分裂导致肿瘤的发生。*BRCA1*、*BRCA2* 基因突变意味着抑癌基因"刹车"失控，不能有效地抑制肿瘤细胞的增殖。*BRCA1*、*BRCA2* 基因突变和其他 HRR 修复缺陷与卵巢癌、前列腺癌、乳腺癌及胰腺癌的发生发展密切相关。多腺苷二磷酸核糖聚合酶（poly ADP-ribose polymerase，PARP）作为 DNA 断裂的感受器，在 DNA 损伤后被激活，识别并结合到 DNA 断裂部位，参与肿瘤细胞的 DNA 单链损伤修复。对于存在 HRR 修复功能异常的肿瘤，PARP 抑制剂通过抑制 PARP 酶活性和增加 PARP-DNA 复合物的形成，导致肿瘤细胞 DNA 损伤修复障碍和促进肿瘤细胞凋亡。

铂类药物作用机制是引起 DNA 损伤，破坏基因组稳定性导致细胞凋亡。*BRCA1*、*BRCA2* 突变的癌细胞对于诱导 DNA 双链断裂的铂类等化疗药物极为敏感。与化疗相比，PARP 抑制剂靶向作用突出。当 PARP 抑制剂选择性抑制 PARP1 介导的 DNA 单链损伤修复途径时，未修复的 DNA 单链损伤经过复制后将转化为 DNA 双链断裂。对于卵巢癌患者来讲，*BRCA1*、*BRCA2* 基因突变状态是一项重要的预后因子。携带 *BRCA1*、*BRCA2* 基因突变的卵巢癌患者相比于 *BRCA1*、*BRCA2* 基因野生型的患者有着更好的预后，无进展生存期（PFS）和总生存期（OS）均高于野生型患者，且 *BRCA2* 突变相比于 *BRCA1* 的卵巢癌预后可能更好。胚系突变（gBRCAm）起源于生殖细胞，存在机体的每一个细胞中，体系突变（sBRCAm）仅存在肿瘤细胞中，进行肿瘤组织检测可同时获得胚系及体细胞 *BRCA1*、*BRCA2* 突变信息。研究表明，gBRCAm 和 sBRCAm 铂敏感复发卵巢癌患者从 PARP 抑制剂中获益相似，PFS 疗效评估具有相似的风险比，sBRCAm 患者也可长期获益于 PARP 抑制剂维持治疗。

（八）目前国内上市的 PARP 抑制剂有哪些，其适应证是什么

1. 临床上什么情况下建议使用 PARP 抑制剂

PARP 抑制剂已获欧洲药品管理局（EMA）和/或美国食品药品监督管理局（FDA）批准用于以下 3 种情况的卵巢高级别浆液性癌的治疗：

（1）*BRCA* 突变晚期患者的一线维持治疗。

（2）铂敏感复发患者的二线维持治疗。

（3）*BRCA* 突变或 HRD 检测阳性的高级别浆液性癌的二线及后线单药治疗。

但随着相关临床研究数据的更新，药物的适应证也会有相应的变化。因此，PARP 抑制剂应在专业医生的指导下应用。

2. 患者在国内能买到的 PARP 抑制剂有哪些

目前在国内上市的 PARP 抑制剂有奥拉帕利和尼拉帕利，此外还有国产的氟唑帕利和帕米帕利。其中，奥拉帕利是全球首个获批上市的 PARP 抑制剂，也是目前获批适应证最广泛的 PARP 抑制剂，已在超过 60 个国家获批用于治疗晚期卵巢癌。

（1）奥拉帕利（olaparib）包括片剂和胶囊 2 种剂型，片剂口服给药后 1.5 小时达到中位血浆峰浓度。其体外蛋白结合率约为 82%，表观分布容积为（158±136）L，在体内主要通过 CYP3A4 酶代谢；300mg 单次给药后，半衰期为（14.9±8.2）小时，每日 2 次服药。

奥拉帕利在卵巢治疗中的适应证有：①复发性卵巢癌，铂敏感复发性卵巢癌经化疗达到完全缓解（CR）或部分缓解（PR）后维持治疗；②*BRCA* 突变初治的晚期卵巢癌，*BRCA1*、*BRCA2* 突变的初治晚期卵巢癌经手术、化疗后达 CR 或 PR 后的一线维持治疗。

（2）尼拉帕利（niraparib）为胶囊剂型。绝对生物利用度约为 73%，口服给药后 3h 内达血浆峰浓度。其与人类血浆蛋白的结合率为 83.0%，表观分布容积为（1 220±1 114）L，主要通过羧酸酯酶代谢，形成无活性代谢产物，随后发生葡糖苷酸化，平均半衰期为 36 小时，每日 1 次服药。

尼拉帕利的适应证有：①用于对含铂化疗 CR 或 PR 的复发性卵巢癌的维持治疗；②用于既往已接受 3 种或 3 种以上化疗方案且其肿瘤与以下 2 种情况之一定义的同源重组缺陷（HRD）阳性状态相关的晚期卵巢癌患者的治疗：有害或疑似有害 *BRCA* 突变；基因组不稳定（GIS）并且对最后一次含铂化疗表现应答后病情进展 6 个月以上；初治的晚期卵巢癌经手术、化疗后达 CR 或 PR 后的一线维持治疗，无论患者是否存在 *BRCA* 突变。

（3）PARP 抑制剂相关临床数据：作为一线维持治疗 2020 年数据显示，奥拉帕利组中位无进展期较安慰剂组显著延长（56.0 个月 vs 13.8 个月）。尼拉帕利用于一线维持治疗最新数据显示，可使晚期卵巢上皮性癌患者全人群有不同程度的获益。奥拉帕利在复发性卵巢癌维持治疗的数据显示较安慰剂组患者中位无进展时间延长 13.6 个月（19.1 个月 vs 5.5 个月）。尼拉帕利在铂敏感复发性卵巢癌的维持治疗中为不同 *BRCA* 和 HRD 状态的患者带来不同程度的生存获益（*BRCA* 胚系突变 >*BRCA* 野生型/HRD 阳性 >*BRCA* 野生型/HRD 阴性者）。

随着对 PARP 抑制剂的深入研究，PARP 抑制剂也逐渐推广至复发性卵巢癌的后线治疗中，也就是通常所说的"去化疗"，有临床数据显示奥拉帕利单药治疗在铂耐药多线化疗后的患者中客观缓解率（ORR）为 18%，优于标准化疗的 6%，其中奥拉帕利单药治疗组中 *BRCA* 野生型（非突变者）相对于化疗组也有获益，ORR 为 13%。尼拉帕利联合贝伐珠单抗可获得 11.9 个月的中位无进展期，提示尼拉帕利联合贝伐珠单抗可以作为一个去化疗的治疗手段，尤其对于多线复发的患者，相较于化疗能获得更高的生活质量。

（九）哪些人群需要做卵巢癌的基因检测

1. 卵巢癌患者

推荐所有卵巢癌患者均进行基因检测，尤其有以下情况者：

（1）推荐所有复发或未控的患者在开始治疗前进行基因检测，检测包括：*BRCA1*、*BRCA2*、同源重组修复缺陷（HRD）有关基因和微卫星不稳定性（MSI）相关基因。

（2）推荐所有卵巢上皮性癌患者进行 *BRCA* 基因检测。

（3）推荐高级别浆液性癌患者进行 *BRCA* 基因检测。

对于卵巢癌患者来讲，*BRCA1*、*BRCA2* 基因突变状态是一项重要的预后因子。相比于 *BRCA1*、*BRCA2* 基因野生型的患者，携带 *BRCA1*、*BRCA2* 基因突变的卵巢癌患者有着更好的预后，无进展生存期（PFS）和总生存期（OS）均高于野生型患者，且 *BRCA2* 突变相比于 *BRCA1* 的卵巢癌预后可能更好。

2. 有家族史的健康人群

如果家族中有卵巢癌或乳腺癌患者，我们首先是推荐年满 18 岁的一级亲属（比如父母、子女、兄弟姐妹）进行 *BRCA* 基因检测，如果一级亲属

发现 *BRCA* 检测结果阳性，就推荐相应的年满 18 岁的二级亲属 [祖父母、外祖父母、叔（伯）、姑、姨、舅] 进行 *BRCA* 基因检测。以此类推，如果发现二级亲属存在 *BRCA* 基因阳性，还可以对三级亲属（表兄妹或堂兄妹）进行检测，最终，我们可以获得一个肿瘤家系图。另外，检测时未满 18 岁的亲属也可以在年满 18 岁后根据意愿选择是否进行 *BRCA* 基因检测。

（十）卵巢癌基因检测的费用是多少

卵巢癌基因检测目前未能列入医疗保险覆盖范围，检测费用相对较高，但检测信息对指导患者治疗、评估预后具有重要意义。建议在经济可承受的前提下，在不同治疗阶段进行动态基因检测。检测内容和提供的信息不同，费用也有一定差别，下面所列费用仅供参考。建议所有患者选择正规的医疗机构进行相关检测。

（1）胚系突变基因检测：包括 1 021 个基因，以了解 *BRCA* 基因和 HRR 基因是否存在胚系突变，费用为 3 000~5 000 元。

（2）胚系突变+体系突变基因检测：包括检测 1 021 个基因胚系突变，和肿瘤组织的体系突变情况，费用为 9 000~11 000 元。

（3）胚系+体系突变+免疫相关检测：加做 PD-1、PD-L1、TMB、MSI-H 等，了解患者在 1 021 个基因胚系突变和肿瘤组织的体系突变外，预测免疫治疗是否敏感，费用共计 12 000~13 000 元。

（4）胚系+体系突变+免疫相关+ctDNA 检测：若想了解化疗后血中是否还存在残余的肿瘤细胞，则需加做外周血 ctDNA 检测，费用共计 16 000~18 000 元。

（5）胚系+体系突变×2 次+免疫相关+ctDNA 检测：若希望同时了解初治、化疗后体细胞突变的变化，则需进行 2 次组织和外周血胚系同时检测比对，费用共计 19 000~21 000 元。

（十一）卵巢癌治疗过程中基因检测的时机

在卵巢癌的治疗中，我们建议患者在经济条件允许的情况下尽早接受基因检测，并且在疾病治疗的各个节点动态检测。临床上必要的检测时机包括：

（1）初次诊断：①若患者以盆腔肿物入院，术中发现卵巢恶性肿瘤，进行卵巢癌全面分期手术，那么建议在术后进行外周血胚系突变检测和手术肿瘤组织体系突变检测；②若评估患者不能进行初次肿瘤细胞减灭术，穿刺组织明确卵巢癌诊断后拟行卵巢癌新辅助化疗者，则建议在新辅助化疗前留取外周血标本和穿刺组织进行基因检测；③若患者以胸腔积液和腹水为主要症状，无可行穿刺活检部位，可考虑胸腔积液和腹水提取肿瘤细胞进一步行组织包埋后进行基因检测。

（2）首次复发：无论患者初治时是否进行基因检测，在首次复发后都建议进行肿瘤组织体系检测，因复发后肿瘤组织可能出现与初治前不同的体系突变。组织采用穿刺活检或手术切除标本进行基因检测。

（3）多次复发：同理，在每次复发开始治疗前，均建议进行肿瘤组织的体系突变检测，可根据相应结果筛选可用的靶向治疗药物，给患者后线治疗提供更多选择。

（十二）卵巢癌患者一级家属是否有必要进行基因检测，如检测结果为阳性，能有效预防吗

正如前面所说，不是所有的卵巢癌一级亲属都要进行基因检测。我们首先建议卵巢癌患者进行基因检测，如果发现 *BRCA1*、*BRCA2* 基因突变，则建议其一级亲属进行基因检测，如果一级亲属中也发现 *BRCA1*、*BRCA2* 基因突变，则建议相应的二级、三级亲属也进行基因检测；但如果未发现卵巢癌患者自身存在 *BRCA1*、*BRCA2* 基因突变，则一级亲属不必要进行基因检测。

如果其他家庭成员检测结果是阳性，为减少卵巢癌和乳腺癌的发病风险，我们会对家属进行如下建议：①对于预防卵巢癌发病，建议到一定年龄时，进行预防性双侧卵巢及输卵管切除（*BRCA1* 突变者为 40 岁；*BRCA2* 突变者为 45 岁），这样可以避免 96% 卵巢癌的发生；在该年龄段切除卵巢，还能使今后发生乳腺癌的风险减少 50%，并且对死亡率有显著影响；②对于预防乳腺癌发病，研究提示 *BRCA* 基因检测有助于早期乳腺癌发现和诊断，可考虑 45 岁后进行预防性乳腺切除；③对于男性阳性家属，建议每年定期进行胃肠镜和肝、胆、胰、脾、肾脏超声检查，必要时进行增强 CT 或 MRI 检查。

（十三）PARP 抑制剂（靶向）治疗有哪些作用

1. **用于卵巢癌患者的一线维持治疗**

卵巢癌一线维持治疗是指对完成初始化疗达到临床完全缓解（CR）或部分缓解（PR）的患者给予后续治疗，旨在推迟复发，改善生存预后。应用化疗药物进行维持治疗的临床疗效难以确定，目前不再推荐临床应用。应用抗血管生成药物贝伐珠单抗维持治疗前需与初始化疗联合应用，除高复发风险患者外，一般人群的 PFS 时间延长不够理想。PARP 抑制剂作为一线维持治疗药物，完成了多项Ⅲ期临床随机对照试验，疗效显著，已成为卵巢癌患者一线维持治疗的最佳选择。

2. **用于复发性卵巢癌的维持治疗**

卵巢癌复发分为铂敏感复发和铂耐药复发，前者指化疗结束后 6 个月及以上的复发，后者指化疗结束后不足 6 个月的复发。初始治疗后未控制，呈持续性甚至进展性疾病者，也属于铂耐药范畴。铂敏感复发的治疗原则是继续选用以铂类为基础的联合化疗，耐药者则选用非铂类化疗药物治疗。复发患者经治疗缓解后可考虑维持治疗，以推迟再次复发时间或降低复发风险。用于复发性卵巢癌维持治疗的药物不多，贝伐珠单抗维持治疗的疗效持续时间较短。PARP 抑制剂用于铂敏感复发维持治疗的研究取得较大突破，已被公认为铂敏感复发后维持治疗的标准方案。

3. **用于复发性卵巢癌的后线治疗**

对既往接受大于二线化疗的复发性卵巢癌患者的治疗为后线治疗。后线治疗患者的一般状况较差，对药物反应不敏感，可供临床选择的有效药物比较缺乏，而 PARP 抑制剂毒性较小，相对于化疗药物，用于后线治疗具有独特的优势。多种 PARP 抑制剂相继获得美国 FDA 批准用于多次复发的卵巢癌的治疗，为此类患者提供了新的治疗选择。

（十四）PARP 抑制剂（靶向）治疗有什么不良反应

1. PARP 抑制剂的常见不良反应及其处理原则

在 PARP 抑制剂用药过程中，大部分患者会出现不同程度的不良反应：①轻度或中度不良反应 1~2 级更为常见，患者耐受性高于化疗（细胞毒性药物）；②大部分不良反应出现在服药前期（前 3 个月），之后毒性症状逐渐缓解；③大部分不良反应通过减量、对症治疗等方法可控制；④血液学和胃肠道不良反应最常见；⑤大部分 3~4 级不良反应为血液学不良反应，且是调整药物剂量、中断和停止用药的最主要原因，10%~15% 的患者因不良反应而终止用药，大部分患者可长期用药维持治疗。

2. PARP 抑制剂的血液学不良反应

使用 PARP 抑制剂的患者需要每月检查血常规，并建议在开始用药的第 1 个月内每周检查血常规。

（1）贫血。贫血是使用 PARP 抑制剂最常见的血液学不良反应，总体发生率为 37%~50%，3~4 级不良反应发生率为 19%~25%。处理方法为：①血红蛋白水平降至 80~100g/L 者，可在监测血常规的情况下继续使用 PARP 抑制剂；②血红蛋白水平 <80g/L 者，暂停使用 PARP 抑制剂，必要时采用红细胞输注治疗，待血红蛋白水平恢复至 >90g/L 后，减量恢复 PARP 抑制剂使用，恢复用药后每周监测血红蛋白水平至平稳；③如果停药 28 天内，血红蛋白仍未能恢复至可用药水平，或减量至最低剂量仍再次发生血红蛋白降至 80g/L 以下，应停止用药。

（2）血小板减少。血小板减少的发生率为 14%~61%，3~4 级血小板减少的发生率为 1%~34%。处理方法为：①血小板计数 $<100 \times 10^9/L$ 者，暂停使用 PARP 抑制剂，待血小板计数恢复至 $100 \times 10^9/L$ 以上，根据血小板计数的最低值决定恢复使用 PARP 抑制剂的剂量：如血小板计数最低值为（75~100）$\times 10^9/L$，可原剂量恢复 PARP 抑制剂使用；如血小板计数最低值 $<75 \times 10^9/L$，或 2 次以上发生血小板计数 $<100 \times 10^9/L$，减量恢复 PARP 抑制剂使用，每周监测血小板计数至平稳；②必要时给予促血小板生成素等治疗；③如果停药 28 天内血小板计数仍未能恢复至可用药水平，或减至用药最低剂量仍再次发生血小板减少，停止用药；④对体重 <77kg（尤其是 <58kg）或血小板计数 $<150 \times 10^9/L$ 的患者，建议尼拉帕利的初始剂量为 200mg/d。

（3）中性粒细胞减少。中性粒细胞减少是第 3 种常见的血液学不良反应，总发生率为 18%~30%，其中 4%~20% 为 3~4 级不良反应。处理方法为：①中性粒细胞计数降至（1.5~2.0）×10⁹/L，在监测血常规的情况下可继续使用 PARP 抑制剂；②中性粒细胞计数<1.5×10⁹/L，暂停使用 PARP 抑制剂，必要时使用粒细胞刺激因子等药物治疗，待中性粒细胞计数恢复至 1.5×10⁹/L 以上，减量恢复 PARP 抑制剂使用，恢复用药后每周监测中性粒细胞水平至平稳；③如果停药 28 天内中性粒细胞计数仍未恢复至可用药水平，或减至用药最低剂量仍再次发生中性粒细胞计数降低至 1.5×10⁹/L 以下，应停止用药。

3. PARP 抑制剂的非血液学不良反应

（1）胃肠道不良反应。恶心是最常见的胃肠道不良反应，发生率为 70%~76%。其他常见胃肠道不良反应包括便秘、呕吐和腹泻。1~2 级不良反应多见，仅 3%~4% 的患者发生 3~4 级不良反应。预防和管理方法为：①告知患者发生恶心等胃肠道症状的可能性较大，给患者合理的预期；②对症治疗，可以参照细胞毒药物化疗引起胃肠道不良反应的管理，可使用胃肠动力药、5-羟色胺受体拮抗剂等止吐药物，必要时在睡前 30~60 分钟服用止吐药物，注意服用奥拉帕利时应避免使用阿瑞匹坦（CYP3A4 抑制剂），PARP 抑制剂在睡前服用有助于减少恶心的发生；③暂停 PARP 抑制剂用药及减量：CTCAE 2 级以上不良反应经治疗后未能缓解，或出现 3 级以上不良反应，需暂停 PARP 抑制剂用药，直至不良反应降至 1 级或缓解，恢复 PARP 抑制剂用药时要考虑减量（特别是第 2 次暂停用药后）。PARP 抑制剂剂量已降至最低、不良反应症状仍持续的患者要停止用药。

（2）疲劳。疲劳是常见的不良反应，59%~69% 使用 PARP 抑制剂的患者有疲劳症状，大部分为 1~2 级症状，3 级以上的疲劳症状发生率不足 3%。预防和管理方法为：①给患者合理的预期，告知可能发生的疲劳症状；②对症治疗，必要的镇痛、抗抑郁治疗，可给予精神兴奋剂（如哌甲酯）；③非药物干预，认知行为疗法和营养咨询；④如果疲劳仍然持续，出现 CTCAE 2 级以上不良反应，且处理后无法缓解，或出现 3 级以上不良反应，应暂停用药。待症状改善后原剂量或减量（特别是第 2 次暂停用药后）继续用药。对于剂量已减至最低、疲劳症状仍难以控制的患者要考虑停止用药。

4. PARP 抑制剂的其他不良反应

不同 PARP 抑制剂均有头痛（18%~25%）和失眠（6%~24%）的报道，但这些症状通常较轻微。呼吸道不良反应包括呼吸困难、鼻咽炎、咳嗽。心血管不良反应包括高血压、心动过速和心悸。部分患者出现血清肌酐水平升高。其他报道的不良反应包括关节痛和背痛、皮肤光敏反应、瘙痒症、皮疹和外周水肿等。上述大多数症状并不严重，对症处理可缓解。

（十五）PARP 抑制剂（靶向药）从什么时候开始吃，要吃多久，停药后会复发吗

卵巢癌是中国发病率最高的妇科肿瘤之一，70% 的患者就诊时已是晚期，复发率高达 70%，接近 70% 的患者在 5 年内死亡。2015 年中国全年卵巢癌的新发病例约 5.3 万，死亡病例约 2.5 万。根据国家癌症中心基于 2003—2015 年的中国癌症患者数据，卵巢癌患者 5 年生存率近 10 年来无明显变化。传统化疗手段无法显著延长肿瘤复发的间隔时间和生存期，晚期卵巢癌的复发率高达 85%。铂敏感复发卵巢癌患者的治疗手段仍然非常有限，临床上亟需可以有效延长含铂化疗的响应周期，延缓卵巢癌复发的新的治疗方案，让更多中国卵巢癌患者获益。PARP 抑制剂以其高效低毒的维持治疗方式，已成为临床和学界关注的热点话题。它能够显著延缓患者复发，它的问世和应用给予卵巢癌患者更多的生存希望。

我们建议具有 PARP 抑制剂适应证的卵巢癌患者在化疗达到完全缓解或部分缓解后，越早开始服用 PARP 抑制剂越好。一般建议患者在度过化疗严重副作用阶段、血常规稳定在正常水平后即可以开始服用，一般为化疗结束后 4~12 周以内，大部分患者在化疗结束后 8 周左右开始服用。如果药物副作用可以耐受，且未出现疾病进展，我们建议至少服用 2 年，在经济条件允许的情况下可以持续服用 5 年，甚至终身服药。

（十六）PARP 抑制剂（靶向药）起始剂量是多少，减量或停药后会影响治疗效果吗

奥拉帕利起始剂量：奥拉帕利有 150mg 和 100mg 两种规格，推荐起始剂量为 300mg（2 片 150mg 片剂），2 次/日，相当于每日总剂量为 600mg。100mg 片剂用于剂量减少时使用。若出现不能耐受的不良反应，如恶心、呕吐、腹泻、贫血、白细胞减少、血小板减少等，应在医生指导下酌情暂停服用或减量服用。如果需要减量，推荐剂量减至 250mg（1 片 150mg 片剂+1 片 100mg 片剂），2 次/日，相当于每日总剂量为 500mg。如果需要进一步减量，则推荐剂量减至 200mg（2 片 100mg 片剂）2 次/日，相当于每日总剂量为 400mg。

尼拉帕利起始剂量：根据患者的基线体重和基线血小板计数水平选择起始剂量，若患者基线体重 >77kg 且血小板计数 >150×10⁹/L，尼拉帕利起始剂量为 300mg（3 片 100mg 片剂），1 次/日；若患者基线体重<77 kg 或血小板计数<150×10⁹/L，则尼拉帕利起始剂量为 200mg（2 片 100mg 片剂），1 次/日。如果需要减量，推荐剂量减至 100mg（1 片 100mg 片剂），1 次/日。

有数据显示，因不能耐受的不良反应而减量者，并未影响患者无进展期（PFS），尼拉帕利 300mg 组、200mg 组和 100mg 组有相近的 PFS，表明剂量减低并未牺牲疗效。虽然如此，我们也希望患者有很好的依从性，不要因人为因素减量、漏服或中断服用，若因此降低疗效则得不偿失。

（王巍）

五、万变不离其宗的手术

卵巢癌的治疗包括手术、化疗、维持治疗和复发后的综合治疗。对于初次诊断卵巢癌的患者，手术和化疗仍然是目前最重要的治疗手段。而手术是治疗的基石，是其他治疗应用的基础。尽管近些年来基因检测技术迅速发展，靶向治疗、免疫治疗应用逐渐推广，手术的地位仍然是不可取代的。

（一）初次诊断卵巢癌患者的手术

1. 什么是全面分期手术

全面分期手术指的是在通过手术切除肿瘤的同时，为患者进行准确的分期。结合术中探查的情况和术后的病理结果，既明确了肿瘤的性质，也可以指导术后的治疗。不同的肿瘤病理类型，不同的期别，术后面临的辅助治疗也有所不同。早期和晚期患者的预后也是不同的。患者是否要接受维持治疗，也需要通过肿瘤的期别、术中发现的高危因素以及病理结果中体现的高危因素决定。全面分期手术为医生提供了非常翔实的临床资料和信息，对于指导治疗有重要作用。

2. 卵巢癌是怎样分期的

卵巢癌主要通过手术病理分期，即通过手术中医生探查的情况和术后病理结果来明确卵巢癌的分期。

卵巢癌最常用的临床分期为国际妇产科联盟（International Federation of Gynecology and Obstetrics，FIGO）修订的分期标准，目前最新的是2014年版。简而言之，卵巢癌分为4期，一般用罗马数字标注。通常认为Ⅰ、Ⅱ期为早期，Ⅲ、Ⅳ期为晚期。

其中，Ⅰ期是指肿瘤局限于卵巢的情况。具体又分为以下3期：ⅠA期指的肿瘤局限于一侧的卵巢，肿物没有破裂，卵巢表面没有肿瘤，腹腔积液（腹水）里也没有找到恶性细胞；ⅠB期是指肿瘤局限于双侧的卵巢，其他情况同前；如果卵巢肿物的包膜发生破裂，或者是卵巢表面有肿瘤，或者是腹腔积液和腹腔冲洗液有恶性细胞，那么无论肿瘤是局限于一侧的卵巢还是双侧的卵巢，就都属于 I C 期了。这里面，如果是手术人为造成肿物破裂属于 IC_1 期，而肿物自身发生破裂或者术前卵巢表面有肿瘤属于 IC_2 期，腹腔积液或腹腔冲洗液有恶性细胞则属于 IC_3 期。

II 期就是肿瘤在累及卵巢的同时，发生了盆腔内的扩散。如果是扩散到子宫或者是输卵管属于 II A 期；如果是扩散到盆腔的其他器官，就属于 II B 期了。

III 期指的是肿瘤发生盆腔外腹膜种植，或者是局部淋巴结转移，或者是肝或脾表面转移，或者是小肠或大网膜转移。其中，仅有腹膜后淋巴结阳性属于 $IIIA_1$ 期；显微镜下盆腔外腹膜受累，伴或不伴腹膜后阳性淋巴结为 $IIIA_2$ 期；肉眼见盆腔外腹膜转移，但直径小于 2cm 的时候属于 III B 期；当转移灶的直径大于 2cm，伴或不伴腹膜后阳性淋巴结，就属于 III C 期了。

IV 期指的是远处的转移。有胸腔积液而且胸腔肿瘤细胞是阳性属于 IV A 期，腹腔外器官实质转移（包括肝实质转移和腹股沟淋巴结和腹腔外淋巴结转移）属于 IV B 期。

3. 哪些人需要做全面分期手术

一般对于相对早期的患者（ I ~ III B 期）行全面分期手术，这类患者相对病情较轻，分期较早，肿瘤负荷相对较小。全面分期手术范围相对固定，包括全子宫＋双附件＋大网膜切除＋盆腔及腹主动脉旁淋巴结清扫。因为目前的影像检查并不能 100% 确定身体其他部位如淋巴结是否已经发生转移，因此需要将相关区域淋巴结均切除送病理，由病理检查明确是否出现转移。临床上常出现术前影像学和术中探查均未见转移，而病理回报已经出现转移的情况。当然，也有可能切下的组织都没有发现病理转移，那么该患者的最终病理分期就会更早。

4. 大网膜是什么

大网膜是胃周围的腹膜结构，平时像裙子一样覆盖在小肠、结肠等腹腔脏器前方。一般来说，越胖的人，大网膜越厚。大网膜的上缘附着于胃大弯，覆盖胃前、后壁的腹膜自胃大弯和十二指肠起始部下延，形成大网膜的前两层，约至脐以下平面即折向上成为后两层，上达横结肠，包绕横结肠后与横结肠系膜相续连。成人大网膜的这4层腹膜常已愈合在一起。由胃大弯下延的2层腹膜，特别是右半侧常与横结肠愈结，这时称之为胃结肠韧带。大网膜常呈筛状，含有脂肪及吞噬细胞，具有重要的防御功能。如果盆腹腔出现肿瘤或感染，大网膜会将其包裹并防止扩散，但它的防御能力有限。大网膜本身没有消化功能，因此切除后一般不会影响饮食。

5. 什么是淋巴结清扫

卵巢癌可以通过淋巴途径转移，盆腔淋巴结和腹主动脉旁淋巴结是最容易发生转移的区域，因此也是手术需要清扫的区域。目前的影像学检查手段诊断淋巴结转移的准确率还是不能令人满意，因此，需要通过手术病理来确定是否发生了淋巴结转移，并相应地确定分期。盆腔淋巴结主要包括髂血管走行区域和骶前的淋巴结，腹主动脉旁淋巴结位于腹主动脉和下腔静脉区域。这些淋巴结组织一般存在于动静脉周围的脂肪组织中，正常的淋巴结肉眼不易辨认，呈黄白色或乳白色，柔软、光滑，且数目因人而异。而淋巴管一般是看不到的。当淋巴结增大、质硬、固定、颜色灰暗或易碎如烂肉状，则需要高度怀疑存在转移。因为与血管和神经非常接近，因此，淋巴结清扫是一项非常精细的手术，如果淋巴结组织与周围血管、神经出现粘连或因肿瘤转移发生侵袭，术中就容易出现血管或神经的损伤，引发出血或神经损伤的症状。

6. 为什么ⅢC期后就不做淋巴结清扫了

ⅢC期是指上腹部出现大于2cm转移病灶，而Ⅳ期指的是具有远处转移，这都是真正的"晚期"。虽然这类患者淋巴结转移率更高，但目前权威的治疗指南仍然不建议进行淋巴结清扫。如果医生在术前通过影像检查发现可疑转移的淋巴结，或者在术中探查到肿大、质地较硬或糟脆的淋巴结，则需要将这些可疑淋巴结切除，以起到切除转移肿瘤的作用，而其他淋巴结则不必切除。这是因为有研究表明，对于这类晚期患者，进行系统淋巴结清扫并没有改善患者的预后。而晚期患者肿瘤转移广泛，盆腹腔血管供血更加丰富，清扫淋巴结可能会增加出血、周围器官损伤等风险，也会延长手术时间。但是也有一些研究表明对于晚期患者进行淋巴结清扫可以改善生存，而并不会影响患者的生活质量。关于淋巴结清扫的学术争论仍在继续，新的相关研究也在陆续开展。

7. 术前需要做哪些检查

除了包括体温、血压、呼吸、心率等生命体征的系统查体外，妇科查体至关重要，医生可以通过盆腔的双合诊和三合诊初步评估肿瘤的位置、大小、与周围器官的关系，尤其是肿瘤与直肠的关系。

需要通过采血化验的检查主要包括血常规、血生化以及肿瘤标志物检查等。血常规可以明确患者是否有贫血、感染等情况；血生化可以明确患者肝肾功能是否正常，是否存在电解质紊乱等情况；肿瘤标志物则需要根据情况有所侧重。因为大多数卵巢癌为上皮癌且以浆液性癌为主，患者 CA125 会有升高，黏液性癌更多表现为 CA199 升高。AFP、HCG 等指标可以辅助鉴别生殖细胞肿瘤。CEA 可以辅助鉴别胃肠道来源的转移瘤。

影像学检查包括 B 超、CT、MRI 和 PET/CT 等，这些检查可以帮助评估肿瘤的位置和周围器官的关系，有助于评估手术范围。一些肿瘤在特定的影像学检查中有一些典型表现，有助于判断肿物性质。上述各项检查各有优势，只有在医生的指导下进行有针对性的检查，才能提高诊断效率。

8. 已经做了 B 超，还需要做 CT 和 MRI 吗

B 超作为无创无射线的检查，可以说是发现卵巢癌的"第一道防线"，许多患者是通过体检 B 超发现盆腔肿物的。卵巢在盆腔的位置深在，早期的卵巢癌肿物较小，很难从腹部摸到。而妇科检查的范围有限，B 超便是很好的补充。B 超可以判断肿物的位置，肿物是囊性还是实性，肿物是否有血流供应等。但是对于可疑卵巢癌的患者，仅有 B 超的评估是不够的。CT 和 MRI 对于盆腹腔软组织的分辨率更高，可以更明确评估肿瘤和周围组织器官的关系，尤其是和肠管、血管、膀胱、输尿管的关系，这些是卵巢癌最常见发生转移的区域，准确的判断可以在术前预估手术范围，评价手术风险，以做好相关的准备。在判断盆腹腔淋巴结转移方面，CT 和 MRI 也更胜一筹。因此，对于可疑卵巢癌，尽量要在术前进行 CT 和 MRI 详细评估，"避免打无准备之仗"。

9. 可以做"微创"手术吗

"微创"手术一般指腹腔镜手术。除了少数经选择的早期患者外，卵巢癌的全面分期手术一般不推荐采用腹腔镜方式，首选开腹手术。全面分期手术要求有足够的空间完整暴露术野，进行非常详细的探查，除了用肉眼观察外，

医生用手做触诊也是非常重要的，对于质地可疑、存在粘连的部位，要进行活检取样。腹腔镜手术在探查中可能存在盲区，且操作中缺乏手部的触感，对于组织质地的判断就可能存在不准确的问题。且对于大网膜切除及肾血管区淋巴结清扫等操作来说，腹腔镜手术相对难度较大，操作困难。因此，不能一味追求腹部切口的"微创"，应当首先要保障手术的质量和安全。对于少数经选择的早期患者，腹腔镜手术需由有经验的医生完成，在保证手术质量和安全的前提下进行。

10. 术前谈话，"谈"什么

卵巢癌手术复杂，手术创伤大，风险相对较高，因此，医生需要在术前与患者和家属进行详尽的术前谈话，使患者和家属对病情有充分和科学的认识，对手术的内容、风险以及术中可能出现的情况进行详细的了解，做好身体和心理的双重准备，以更积极、正确的态度迎接后续的治疗和康复。

作为患者和家属，在术前需要了解以下内容：①手术内容，是进行开腹手术还是腹腔镜手术，都切哪些部位；②手术指征，为什么要做这个手术；③可选方案，如果不做手术，是否有其他选择，各种选择的利弊都有哪些；④手术影响，手术是否会带来身体功能上的变化，如手术带来的绝经和更年期症状等；⑤手术并发症，术中、术后常见的并发症有哪些，发生的可能性以及应对措施；⑥手术预期，手术有什么样的治疗作用，术后是否需补充治疗。

一次好的术前谈话可以帮患者和家属正确认识病情，了解手术的内容和风险，也可以帮助医生更加了解患者的需求和想法，从专业角度解除患者和家属的疑惑和焦虑，让医患双方达成共识，做好准备共同开展手术以及后续治疗，是一次"双赢"的沟通。

11. 肠道准备怎么做

肠道内含有大量细菌，成人粪便中含有的细菌种类达百余种，约占粪便重量的 30%~50%，其他细菌则大量黏附在肠黏膜表面。平时，这些细菌调节肠道蠕动，与我们"和平共处"。在手术的应激条件下，肠黏膜的细菌可能会出现移位，透过肠壁进入腹腔，引发术后感染。如果手术中进行肠管的切除和吻合等操作，那么肠黏膜和其中残余的粪便就会直接暴露在腹腔内，对腹腔和切口造成污染。良好的肠道准备可以大幅度减少肠道内的细菌，降低术后感染的发生率。所以肠道准备是手术前极为重要的部分。

肠道准备一般包括饮食准备和肠道清洁。

饮食准备一般在术前 3 天就开始了。首先让患者进食少渣或无渣的半流质饮食，如粥、面条、鸡蛋羹等。在术前 1 天进食流食，如米汤等，并于手术前一天晚上 10 点钟开始；术前 6 小时开始禁水。如果患者术前需要服用药物（如降压药或其他药物），可以饮少量水将药物服下。

肠道清洁也就是"洗肠"，一般在术前 1 天开始服用泻药。服药后多来回走动，以增加泻药与粪便的接触，加速粪便的软化和排出。服药后可能感到恶心、饱胀感，少见有腹痛、呕吐、肛门不适等一过性消化道反应。如果有严重腹胀不适，可放慢服用速度或者暂停服用，待症状消除后，再继续服用直至排出水样清便。如果到了夜间，大便仍未排泄干净，应告知护士，如果没有明显的腹痛腹胀，可以继续喝水，也可以增加一些泻药，必要时还可以行清洁灌肠。

12. 没有心血管病，为什么还要预防血栓

即使没有同时患高血压、冠心病等心血管疾病，卵巢癌患者也是血栓发生的高危人群。这里的"血栓"主要指深静脉血栓。深静脉血栓形成后，如果脱落入血，随血液循环进入并"堵住"重要脏器的血管，就可能致命。比如临床上非常凶险的急症——肺栓塞，就是由血栓阻塞了肺动脉引发的呼吸和血液循环异常，严重可导致猝死。

那么，为什么卵巢癌患者容易形成血栓呢？首先，肿瘤会释放促进血液凝固的一系列因子，使患者的血液处于"高凝"状态，这是所有肿瘤患者都会出现的问题；其次，卵巢癌患者在接受手术时盆腹腔会有很多创面和切口，血管和淋巴管的切断会激活身体一系列的凝血机制，来保护自身减少失血，进一步促进了血液凝固；再次，术中患者需要绝对卧床，术后活动与平时相比也会明显减少，体内血液流动缓慢，更易凝结停留；最后，术中切除肿瘤组织时会有大量凝血物质入血，钳夹血管造成血管内皮损伤也会引发斑块和血凝块形成。

因此，围手术期预防血栓非常重要，通过穿抗血栓弹力袜、使用抗凝药物、术后机械下肢循环驱动以及术后早期活动都能降低血栓发生率。

13. 要做手术了，平时吃的药需要停吗

除了卵巢癌以外，很多患者还同时患有其他疾病，如高血压、糖尿病、冠心病、甲状腺功能异常等。这些疾病多数需要长期用药治疗，

一旦停药，可能导致相关指标的波动，导致疾病控制不良，甚至发生心脑血管意外。因此，在医生询问病史时，需要向医生讲明自身罹患的疾病和用药情况，并在入院时携带平时服用的药物。对于可能会增加手术和麻醉风险的疾病，术前医生一般会有针对性地进行评估，比如进行相应血液指标的检查，行 24 小时心电图、血压监测、肺功能检查等。必要时还要请疾病相关科室医生进行会诊，评估病情并指导围术期的治疗。一般情况下，控制血压和血脂的药物术前可以正常服用。口服的控制血糖的药物会根据手术情况继续服用或改为胰岛素注射治疗。阿司匹林会影响血小板功能，不利于止血，术前需停用 7~10 天。术后则需要在医生的指导下恢复用药，具体用量要根据相关指标调整。

14. 手术的具体流程是怎样的

卵巢癌全面分期手术一般在全麻状态下进行，也就是说，在整个手术过程中，患者是无意识的。手术的流程一般为：①行纵切口探查：无论之前是否做过手术，仍需行纵切口探查，长度约为 25~30cm，以完全暴露盆腹腔器官和组织并获得足够的空间进行操作；②进行腹水/腹腔冲洗液细胞学检查：对于有腹水的患者，可以直接留取腹水进行细胞学检查；如果没有腹水，要留取冲洗液进行细胞学检查，留取的部位应重点关注卵巢癌容易种植的部位，如盆底，双侧结肠旁沟等区域；③详细探查：要仔细按照顺序探查全部腹腔及盆腔，并以手去触摸视野未及的部位如膈顶、肝脏表面、脾表面，通过外观和质地判断可能存在的转移灶；④检查双侧卵巢及肿物：明确肿物来源、大小、形态，包膜是否完整，是否有"菜花"样组织突破肿物表面，肿物与其他器官的关系等；⑤进行手术操作：完全分期手术包括全子宫双附件切除、大网膜切除、盆腔及腹主动脉旁淋巴结切除、对于肿瘤容易转移部位腹膜的活检、膈顶细胞学检查。对于黏液性癌还需要切除阑尾。

手术后，患者苏醒且生命体征平稳后，即可返回病房。

15. 怎样才算"手术成功"

"手术成功"应当从两方面衡量，首先是手术安全，即患者术中、术后生命体征平稳，没有出现威胁生命的意外情况。其次是手术目的是否达到，对于卵巢癌来说，肿瘤是否存在残留是衡量手术结果是否满意的重要指标。有研究者分析发现，卵巢癌第一次手术切得越干净，生存时间越长。满意的肿瘤细胞减灭率每上升 10%，卵巢癌患者的中位生存期延长 5.5%，切掉 100% 肿瘤的时候，中位生存时间可以达到 40 个月以上；如果只切掉 10%，那么中位生存时间仅有 25 个月。所以，手术技术的进步正是以能更加彻底地切除肿瘤为目标。

曾经，满意的卵巢癌肿瘤细胞减灭术是指残留的肿瘤最大直径小于 2cm。随着医疗技术的发展，目前满意的肿瘤细胞减灭术的标准是达到无肉眼残留病灶（R0）或残留病灶最大直径小于 1cm（R1）。因此，"手术成功"一般是指手术达到了满意减瘤，即无肉眼残留病灶或残留病灶最大直径小于 1cm。

16. 做完手术就能确诊了吗

手术当中，医生已经对盆腹腔进行了详细探查，并详尽描述了肿瘤的位置、大小、是否有转移病灶及具体情况等。如果术前没有通过穿刺或者活检等方式取得病理诊断，那么术中就需要送快速冰冻病理以明确肿物的性质和来源。术中快速冰冻病理是为了便于给外科医生提供手术决策而进行的病理检查，要求病理医师在很短时间内（一般 30 分钟左右）向手术医生提供病理诊断意见，与常规石蜡切片相比，冰冻病理有更高一些的假阴性（本来是恶性的疾病，被判断成良性或交界性等）可能性。由于时间有限，病理医师难以对肿瘤的所有位置做取材，且缺乏免疫组化染色等辅助诊断方式，这就决定了冰冻病理的准确性有时不能令人满意。因此，有时术中的病理仅能提供"恶性"这样一种信息，具体的病理类型甚至肿瘤来源需要等待术后石蜡病理才能确定。卵巢癌的完整诊断包括病理类型和分期，因此，手术后仅能通过冰冻病理和探查情况产生一个大致的"印象"，最终的病理类型为何，淋巴结是否存在转移，其他器官是否有转移等信息则共同构成了患者最终的诊断。因此，想获得最终的"确诊"，需要等待一段时间，由术后石蜡病理结果揭晓。

17. 术后需要卧床休息吗

卵巢癌手术一般被认为是"大手术"，手术时间长，手术创伤大，术后康复的时间较长，因此，一般人会有先入为主的印象，即"大手术"后需要"大休养"。事实上，适度的休息和睡眠对术后的康复的确是至关重要的。患者手术中经过麻醉后，持续平卧时间较长，肌肉组织疲劳，且术前精神往往比较紧张，这都会引起身体和精神的疲惫感。一般术后第 1 天可能会出现一些麻醉后的副作用，如头晕、恶心等，加上可能会出现的伤口疼痛，都会加重患者的不适和疲劳。因此，充足的睡眠和休息可以帮助患者恢复体力，振作精神，减轻焦虑，对后续康复是非常有帮助的。但是，并不建议患者长期卧床休息。首先，手术后的创面可能会有粘连，尤其是肠管，活动可以促进肠管蠕动，避免发生粘连性肠梗阻。其次，患者通过适度活动，可以尽早排气，并开始逐渐恢复饮食，进一步促进胃肠功能的恢复。而且离床活动以及床上进行下肢活动都可以预防下肢深静脉血栓的形成。早期活动也可帮助患者恢复肌肉力量，增大活动范围，改善情绪。因此，"大手术"后不是要"大休养"，而是更要"多下地"。

18. 术后多久能吃东西

"民以食为天"，手术后的饮食对患者的身体恢复很重要。过早进食可引起腹胀、恶心、呕吐等并发症，甚至引发肠梗阻。但进食过迟不但会使患者得不到足够营养，术后创伤难以及时修复，口渴、饥饿等不适感觉也会影响患者的情绪。一般情况下，卵巢癌患者术后可于麻醉后 6 小时开始少量饮水，以改善口渴，适当补充水分。麻醉后短期内患者可能会有轻微的头晕、类似于醉酒样的"迷糊"状态，因此要注意不要一次饮水过快过多，防止呛咳和误吸。肛门排气之前可少量饮用米汤，促进胃肠恢复，中和胃酸，减轻饥饿带来的胃部烧灼感。待肛门排气、肠蠕动恢复后就可以给少量多次的流质饮食，如稀粥等。最好不要喝太甜的饮料，或者牛奶和豆浆，防止引起腹胀。如果进食流食后没有腹胀等不适，且排气通畅，则可逐渐改为半流质饮食如较浓稠的米粥、面条、鸡蛋羹、疙瘩汤等。如果进食半流食也没有不适，且开始排成形便，则可逐渐改为平常的饮食，可根据个人喜好适当调剂。总之，术后饮食的原则是"少量多餐"，"循序渐进"。

19. 吃什么能促进恢复

患者手术后手术创面和伤口的恢复需要营养物质的支持，同时，良好的营养状态可以帮助患者尽快恢复体力和情绪，以按时进行进一步治疗。因此，除了要营养均衡外，术后食物的选择上应注意补充高蛋白，以提供伤口愈合的原料，注意添加盐分，防止电解质紊乱。同时避免大鱼大肉，高纤维等不易消化、增加肠道负担的食物。注意食物种类的调剂，不偏食，即可促进恢复。手术之后没有什么忌口的食物，术前能吃的食物，术后都可以吃。"发物"

的说法没有根据，经消化道的营养补充也不会促进肿瘤复发转移。倒是忌口引起的营养不良会导致免疫力低下、感染、疲劳，反而不利于疾病的治疗。很多人喜欢在手术后服用各种各样的营养品"进补"，其实，这些营养品只能起到辅助恢复的作用，术后恢复最重要的还是在各个阶段选择适当的饮食，保证食物中营养物质的良好吸收，就能够顺利度过手术后恢复期。

20. 术后多久可以出院

如果术后身体指标平稳，没有发热、疼痛等情况，且基本恢复平常饮食，无需通过静脉补液来补充营养，即可考虑出院。手术患者度过了术后需要严密监护观察的时期后，其实更重要的是出院回家后的"康复期"。患者处于医疗环境下常常伴有精神紧张、失眠等情况，且病房环境相对嘈杂，患者情绪及作息易受周围环境影响。家里熟悉而安静的环境可以令患者放松精神，家人照顾起来也更为方便。

21. 肿瘤都切除了，还需要化疗吗

除了一些极早期、恶性程度低的肿瘤类型外，绝大多数卵巢癌患者术后需要补充化疗。化疗和手术是卵巢癌治疗的两大基石，缺一不可。化疗是通过化学药物实现对肿瘤细胞的抑制，无论是通过静脉输液的方式，还是通过腹腔灌注腹膜吸收的方式给药，都可以使药物进入血液循环，到达全身。手术中，医生可以切除肉眼所见的肿瘤，而肉眼不可见的或者潜伏在血液中的肿瘤细胞，以及尚处于休眠状态的肿瘤细胞就要靠化疗来进一步清除。化疗是一种有效的全身治疗方式，卵巢癌患者需要通过化疗来获得更好的治疗效果。

22. 术后发热怎么办

卵巢癌患者术后出现发热症状是比较常见的，一出现发热，家属就会焦急万分，恨不得马上让体温降到正常。其实，发热是人体的一种防御机制，是机体免疫系统发挥作用，清除致热原的表现之一。一般来说，除非高热以及患者严重不适，通常使用物理降温就足够了，不要急于使用退热药物，而应该首先确定发热的原因，对因治疗。术后患者发热的首要原因是感染，包括伤口感染、肠道细菌移位引起的腹膜炎或菌血症、肺部感染、泌尿系感染等。患者术后免疫力下降，各种病原菌更容易侵入体内并滞留，患者保留的尿管、深静

脉导管和引流管也会增加感染的风险。此时，需要医生完善血、尿、便以及细菌培养等相关检查明确诊断。术后排气、排便不畅。清扫淋巴结后出现淋巴囊肿也可能引起发热，可以通过腹平片、超声来明确诊断。患者如果在出院后出现发热，需返回手术医院及时就诊，以获得及时妥善的处理。

23. 术后外阴肿、腿肿怎么办

卵巢癌分期手术需要切除盆腔及腹主动脉旁淋巴结，当淋巴结被切除时，由于淋巴管流经淋巴结并被淋巴结所包裹，起到传输作用的淋巴管也被切除了。切除淋巴结和淋巴管会使盆腹腔相应区域内的淋巴液回流入血困难，液体积聚，站立后通过重力作用导致外阴和腿部肿胀，也称为淋巴水肿。淋巴水肿可在手术后立即出现，一般是暂时性的，通常程度较轻，并在接下来的1个月左右消失。也可能在手术后6~8周出现，如果尽早穿弹力袜，进行恰当的康复锻炼，淋巴水肿通常会随着时间的推移好转。如果肿胀区域看起来很红，感觉很热，这也可能是血栓、感染或其他问题的征兆，需要及时就诊，妥善处理。

24. 什么是肿瘤细胞减灭术

肿瘤细胞减灭术是指对于晚期或者说已经有盆腹腔转移的卵巢癌患者，以最大限度切除肿瘤，减轻肿瘤负荷为目的的手术措施。有研究发现，卵巢癌初次肿瘤细胞减灭术切得越干净，生存时间越长。满意的肿瘤细胞减灭手术率每上升10%，卵巢癌患者的中位生存期就延长5.5%，若能切掉100%肿瘤，中位生存时间可以达到40个月以上，如果只切掉10%，那么中位生存时间仅有25个月。所以，肿瘤细胞减灭术的目标为达到无肉眼残留病灶（R0）或残留病灶最大直径<1cm（R1），这也称为满意的肿瘤细胞减灭术。

25. 肿瘤细胞减灭术都需要切哪里

一般来说，手术范围包括全子宫、双附件、大网膜、系统的盆腔及腹主动脉旁淋巴结清扫或转移淋巴结切除，其他的部分称为"肿瘤细胞减灭"，即哪里有肿瘤就切哪里。卵巢癌容易发生转移的器官为肠管、膀胱、肝、膈、脾、输尿管等。如果术中经探查发现上述一个或多个脏器受侵，为达到肿瘤的满意切除，则需要进行相应脏器的局部或整个切除。术前，手术医生会行增强CT或MRI评估肿瘤与相邻脏器的关系，对手术范围有大致的估计。但影像学的判断是有局限性的，盆腹腔的真实情况需要通过术中探查明确，因此，肿瘤细胞减灭术在术前一般不能完全确定手术范围，需要根据术中情况确定。

26. 什么情况下需要切除肠管

在卵巢癌肿瘤细胞减灭术中，10%~20% 的患者需要行直肠和/或乙状结肠切除。术中判断是否需要进行直肠和/或乙状结肠切除，主要取决于以下几点：局部肿瘤量以及侵犯肠壁程度、肿瘤和肠管的粘连程度、是否存在梗阻、切除肠管是否有助于达到满意减瘤、上腹腔或腹膜后是否存在无法切除的病灶、患者是否接受造瘘等。切除直肠和乙状结肠后可采用吻合术或造瘘术。接受吻合术的患者如果吻合口愈合满意，则不影响自主排便功能，改善患者生活质量。有时，为了保证吻合口的愈合，可以暂时行造瘘术，待吻合口愈合后再将造瘘还纳，这种造瘘术就是暂时性的。对于切除肠管长度较长或位置较低的患者，则难以行吻合术，需要行永久性造瘘术。

27. 如果不接受做肠造瘘，会导致哪些后果

一般情况下，需要做肠造瘘术的患者都是肿瘤广泛侵犯肠管或出现肠梗阻症状的患者。有时，肿瘤的治疗确实要付出一定的代价。由于患者术后无法通过肛门自主排便，对生活质量造成影响，所以手术中会将受侵肠管完整切除后通过造瘘术将肠管连接到腹壁，从而使大便或者肠液顺利排出。如果不接受肠造瘘术，首先就会导致肿瘤无法完全切除，影响治疗效果，对患者的生存造成影响。而残存的肿瘤会进一步侵犯肠管，进展到一定程度会引发肠梗阻甚至危及生命。因此，做决定前要跟手术医生充分沟通，"三思而后行"，切莫到了病情进展后追悔莫及。

28. 肠造瘘是永久性的吗

肠造瘘包括临时性造瘘和永久性造瘘。

一般而言，临时性造瘘主要是为了保证吻合口的愈合，卵巢癌手术一般创面较大，术中切除肠管导致吻合口附近肠管血供减少。患者可能存在腹水，术后局部炎症反应和组织水肿明显。患者术后接受化疗也会导致伤口新生细胞受到抑制。这些都是可能导致吻合口愈合不良的因素。采用临时造瘘术可以避免粪便的刺激、减轻损伤部位的污染，一般等待患者完成治疗，病情稳定后，再次予

以还纳。

对于切除肠管长度较长或位置较低的患者，则难以行吻合术，需要行永久性造瘘术。

29. 出院后造瘘口如何护理

高质量的造口护理可以让造口部位的皮肤和黏膜保持长期健康，同时又避免污物泄漏，保护患者的体面和自尊心。这对于延长患者寿命、提高患者生活质量的意义非常重大。造口护理不同于一般的术后护理，需要长时间甚至终身护理，并且对护理技巧有一定要求，所以医护人员都会在患者出院前不厌其烦地教患者和家属更换造口袋和底盘，很多医院也设立了专门的造口护理门诊，以备患者有问题时及时咨询处理。

肠造瘘术后容易出现的问题主要有以下几点：①瘘口处的炎症：平时一定要保持造瘘口周围皮肤的干燥，定期清洁消毒；②造瘘口肠管回缩或者脱垂：主要是由伤口感染等原因引起，在平时的活动中，一定要注意幅度小，避免剧烈咳嗽和重体力劳动等；③出血：如果有出血的情况，应立即通知医护人员进行处理；④造瘘口肠坏死：这是所有并发症中最严重的一种，一旦发现应立即通知医生。

30. 什么是输尿管支架

输尿管上接肾盂，下连膀胱，是一对细长的管道，呈扁圆柱状，管径平均为 0.5~0.7cm。女性输尿管全长 25~28cm，位于腹膜后，沿腰大肌内侧的前方垂直下降进入骨盆。卵巢癌患者盆腹腔的转移灶常常压迫在输尿管上，手术当中需要将受累的输尿管从肿瘤中分离出来，在分离过程中，输尿管有可能出现损伤。因此，如果术前已经估计到输尿管有可能受侵，可于术前放置输尿管支架。输尿管支架，因其两端形似英语字"J"而取名 DJ 管，其在体内一端位于肾脏内，一端位于膀胱。其材质为具有生物亲和性的硅胶，对输尿管有着支撑、扩张和内引流的作用，能扩张输尿管及解除输尿管炎性水肿造成的暂时性梗阻，防止术后输尿管狭窄。输尿管支架一般在身体里放 3 个月左右，如果长时间未拔除，管壁上可能会长满结石，需通过手术治疗。因此，要严格遵医嘱在规定的时间，按时拔除，避免造成二次手术的痛苦。

31. 做了脾切除会影响吃饭吗

脾是重要的淋巴器官，位于腹腔的左上方，呈扁椭圆形，暗红色，质软而脆，当局部受暴力打击时，易破裂出血。这里的"脾"并不是中医当中"脾胃"的意思，脾并没有消化功能，而是有着储存、过滤血液的作用，同时还可以产生淋巴细胞、免疫球蛋白等防御物质。当卵巢癌出现上腹部转移时，脾是常见的受累器官。行脾切除术后，患者的胃肠功能不受影响，但是免疫功能会降低，对严重感染的易感性可能增加。但是脾脏不是唯一的免疫器官，术后通过一段时间的调整，机体免疫能得到一定恢复，它的部分免疫功能会逐渐被其他免疫器官替代。

32. 引流管都有什么作用

卵巢癌肿瘤减灭术在盆腹腔内创面较大，一般会留置腹腔引流管。腹腔引流管相当于留在腹腔内的"眼睛"，腹腔内如果有出血、感染，引流管内会有新鲜血液、脓液流出。手术创面的炎性渗出液以及术中冲洗的液体也可以通过引流管引出，减少体内炎症反应，加速腹腔内创面恢复。不只在腹腔，皮下也可以放置引流管，可以将伤口皮下渗出的炎性液体及时引流，促进伤口愈合。

33. 肿瘤细胞减灭术后要做哪些检查

术后，患者需要再次进行影像学检查，如盆腹腔增强 CT，并与术前进行对比。一方面可以评价肿瘤的切除程度，明确是否存在残留以及残留的位置，使其成为后续化疗中需要监测的重点；另一方面也可以评估术后恢复的情况，明确盆腹腔内是否存在积液，创面、吻合口等部位的愈合情况。

34. 怎么才算术后"恢复好"了

术后，如果患者体温正常，排气通畅，饮食恢复到接近术前的水平，并可以顺利地排成形便，体力也恢复至可以进行日常活动，即可以算是"恢复好"，可以准备进行后续治疗。为了取得满意的治疗效果，绝大多数卵巢癌患者需要术后化疗，而化疗后患者可能有乏力、食欲减退、骨髓抑制等不良反应，所以，相对充足的体力以及心理准备是必要的。

35. 什么是腹腔镜探查+活检术

影像学评估后考虑盆腹腔肿瘤广泛种植转移的患者，如果经手术医生评估行手术无法完全切净，则需要考虑行辅助化疗，待肿物缩小，具备手术条件后再行手术。化疗前需要先取得肿瘤组织送病理检查，经病理明确诊断卵巢癌后，方可进行化疗。活检可以通过超声引导下穿刺完成，或是通过腹腔镜手术完成。腹腔镜手术就是老百姓常说的"打孔"手术，优点是创伤很小，一般仅需 2~3 个 0.5~1.5cm 的小口，瘢痕很小，术后伤口疼痛较开腹手术明显减轻。其实腹腔镜不光可以用来取得肿瘤组织，医生可以在不打开腹腔的情况下通过腹腔镜观察腹腔内的情况，腹腔镜可以清晰放大腹腔内各个脏器，其表面发生的各种病变均清晰可见，医生可以全面评估患者治疗前的肿瘤分布和负荷情况，有利于后续治疗方案的选择。

36. 为什么不把肿瘤一次性切除

早在 1975 年，就有研究表明手术后肿瘤残留的大小和生存呈负相关，也就是残留越小，患者生存期越长。随后的研究也进一步指出，残留肿瘤小于 2cm，患者的生存明显优于有大块残留的患者。而随着手术技术的发展，卵巢癌手术的目标也在逐渐提高，目前国际公认的满意减瘤术是指盆腹腔残留肿瘤大小小于 1cm（R1），最好达到肉眼无残留肿瘤（R0）。

如果经评估后考虑无法做到满意减瘤，可以选择新辅助化疗后行间歇性肿瘤细胞减灭术，以改善治疗效果。临床上制订治疗方案，需要选择对患者最有利的治疗方式，卵巢癌的手术时机选择更是需要全面评估。有时，不一定要在初次诊断时就去做全面切除手术，"退一步海阔天空"，短时间的退让，是为了争取更好的治疗效果。

37. 腹腔镜手术和开腹手术有哪些不同

腹腔镜是一种带有微型摄像头的器械，腹腔镜手术就是利用腹腔镜及其相关器械进行的手术。术中使用冷光源提供照明，将腹腔镜镜头插入腹腔内，运用数字摄像技术使腹腔镜镜头拍摄到的图像通过光导纤维传导至后级信号处理系统，并且实时显示在专用监视器上。医生通过监视器屏幕上所显示的患者器官不同角度的图像，对患者的病情进行分析判断，运用特殊的腹腔镜器械进行手术。

在进行手术时，医生会在患者腹部开 2~5 个孔，其中 1 个开在肚脐眼上方，这样可以避免在患者腹腔部位留下长条状的伤疤，恢复后，仅在腹腔部位留有数个 0.5~1cm 的线状瘢痕，可以说是创面小，痛楚小的手术。相比开腹手术，腹腔镜手术减轻了患者的手术创伤，使患者的恢复期缩短，并且相对降低了患者的住院费用和住院时间。尤其是对于卵巢癌患者，腹腔镜手术患者术后恢复快，可以尽快接受化疗。

38. 腹腔镜探查+活检术后就可以确诊了吗

经过腹腔镜探查+活检术，我们可以取得很多信息。首先是病理结果，可以明确肿瘤的性质和来源；其次是盆腹腔内肿瘤的分布情况，这个需要医生在手术时观察并记录，如果上腹部有大块肿瘤转移，则可以明确分期为ⅢC 期。明确了肿瘤的性质、病理类型、来源以及分期，就可以实现"确诊"了。

39. 腹腔镜术后多久开始下一步治疗

相比开腹手术，腹腔镜手术创伤小，患者恢复快，对胃肠功能影响小。术后开始治疗的关键就是病理结果，对于恶性肿瘤，除了在显微镜下明确性质，很多情况下需要通过免疫组化技术明确肿瘤来源并鉴别疑难的肿瘤类型。免疫组化需要制片、染色、结果判读等工序，一般需要一周左右的等待时间。而病理结果对于患者的化疗方案选择至关重要。因此，如果病理结果已经回报，且患者术后已经恢复，没有化疗的禁忌证，即可开始治疗。

40. 什么是间歇性肿瘤细胞减灭术

所谓"间歇性肿瘤细胞减灭术"，是指卵巢癌患者经过新辅助化疗后进行的肿瘤细胞减灭术。手术仍然以最大限度切除肿瘤，减轻肿瘤负荷为目的。对于治疗前评估难以实现满意减瘤的患者，经过新辅助化疗，肿瘤缩小，广泛的浸润得以控制，实现满意减瘤的可能性大大提高。

41. 哪些人需要做间歇性肿瘤细胞减灭术

首先是手术高风险人群，晚期卵巢癌患者常常合并大量腹水、胸腔积液，患者进食受限，营养状态差，部分患者因为胸腔积液呼吸功能受限，表现为胸闷、憋气、咳嗽、咳痰，甚至无法平卧，这种状态下患者难以耐受手术，就需要进行新辅助化疗控制胸、腹水，待症状缓解、营养改善后再考虑行间歇性肿瘤细胞减灭术。

还有具有控制不佳的内科合并症的患者，卵巢癌的好发人群主要为绝经后中老年女性，这些患者常常合并心血管疾病，如高血压、冠心病等，如果控制不佳，则围术期发生心脑血管意外的可能性大大增加。这些慢性病的控制和调节都需要一定时间，难以一蹴而就，而肿瘤的进展是非常迅速的，在这种情况下，为了不耽误肿瘤的治疗，可以考虑边控制慢性病边进行新辅助化疗，待慢性病控制平稳，在不存在手术禁忌的情况下再考虑间歇性肿瘤细胞减灭术。

最常见的情况是对于晚期卵巢癌患者，肿瘤广泛种植转移，经评估后考虑无法做到满意减瘤，这时可以选择新辅助化疗后行间歇性肿瘤细胞减灭术，以改善治疗效果。

42. 做几个疗程化疗后才能做间歇性肿瘤细胞减灭术

通常情况下，患者在进行 3 个疗程化疗后，要进行增强的影像学检查评估治疗效果，如增强 CT、MRI 和 PET/CT，与化疗前的影像进行对比，如果肿瘤缩小明显，腹水控制满意，经医生评估后认为有手术的可能性，则待患者血液指标恢复正常后就可以接受手术治疗，通常是新辅助化疗后的 3~4 周。如果肿瘤缩小不明显甚至出现进展，则需要调整化疗方案或延长疗程，一般不超过 6 个疗程，并再次进行影像学评估，满足手术条件即可手术治疗。

43. 化疗后身体虚弱，能耐受间歇性肿瘤细胞减灭术吗

卵巢癌常用化疗方案的副作用主要包括乏力、关节疼痛、恶心、食欲减退、骨髓抑制等，个体差异较大。有些患者身体基础较好，化疗耐受性好，副作用改善较快。一些病程较长，肿瘤消耗症状较重的患者则相对耐受性差，乏力，进食不佳，骨髓抑制导致的白细胞减少、贫血等情况会导致"身体虚弱"，对手术并发症和化疗的恐惧也会进一步影响治疗的积极性。手术医生会根据患者的症状描述、营养状态以及化验检查指标评价患者的情况，决定手术的时机。

44. 间歇性肿瘤细胞减灭术都需要切哪些部位

和初次卵巢癌肿瘤细胞减灭术相似，间歇性肿瘤细胞减灭术手术范围包括全子宫、双附件、大网膜和转移淋巴结切除，但一般情况下不建议行系统的盆腔及腹主动脉旁淋巴结清扫。其他的部分称为"肿瘤细胞减灭"，即哪里有肿瘤就切哪里。卵巢癌容易发生转移的器官为肠管、膀胱、肝、膈、脾、输尿管等。如果术中经探查发现上述一个或多个脏器受侵，为达到肿瘤的满意切除，则需要进行相应脏器的局部或整个切除。

45. 化疗后肿瘤缩小，可以继续做化疗，不做间歇性肿瘤细胞减灭手术吗

大多数初治卵巢癌患者的肿瘤对化疗很敏感，经过新辅助化疗后，肿瘤将出现明显缩小甚至完全消失，CA125也降到了正常范围。手术毕竟创伤很大，很多患者对手术抱有恐惧的心理。既然化疗有成效，那是不是就可以不手术，一直化疗呢？

很遗憾，目前，卵巢癌还不能做到"去手术"治疗，也就是根据现有的研究结果，即使通过新辅助化疗已经完全实现了疾病的控制，依然要通过手术切除全子宫、双附件、大网膜这些最主要的靶器官。而且，很多在影像学上"消失"的肿瘤，在病理上并没有"消失"，这些肿瘤细胞会以休眠的状态"潜伏"在体内，伺机再次"兴风作浪"。而长期的化疗还可以使肿瘤细胞发生耐药，原来有效的方案对它不再有效，当肿瘤进入耐药阶段，治疗就会变得非常困难。因此，无论化疗效果有多显著，手术都是"必选项"，不可舍弃。

46. 间歇性肿瘤细胞减灭术后还需要化疗吗

在间歇性肿瘤细胞减灭术后，医生可以切除肉眼可见的肿瘤，而肉眼不可见的或者潜伏在血液中的肿瘤细胞，以及尚处于休眠状态的肿瘤细胞就要靠化疗来进一步清除。这时化疗就是对"看不见的敌人"的消灭方式，无论是通过静脉输液的方式还是通过腹腔灌注腹膜吸收的方式给药，都可以使药物进入血液循环，到达全身。所以，手术后依然需要补充化疗。经过化疗，肿瘤细胞会有不同程度的消退，患者术后病理报告甚至可能提示在切除的器官上肿瘤已经没有残留，或者仅仅是治疗后改变。

47. 间歇性肿瘤细胞减灭术后还需要化疗几个疗程

新辅助化疗也是计入总体的化疗疗程的，一般来讲，晚期患者的化疗疗程为 6~8 个，并会根据患者的情况决定是否进行维持治疗。术后化疗期间也需要监测肿瘤标志物和影像学表现，如果出现肿瘤进展，则需要及时调整方案，此时的疗程数就无法确定，需要根据疗效、耐受性等因素综合决定。

（二）复发卵巢癌患者的手术

1. 什么是二次肿瘤细胞减灭术

卵巢癌复发率很高，70% 的患者会在初次治疗后 2 年内复发。二次肿瘤细胞减灭术是对于复发患者进行的再次手术，目的同样是尽量切除全部肿瘤，减少肿瘤负荷。与初次肿瘤细胞减灭术相似，二次肿瘤细胞减灭术能否达到无肉眼残留病灶（R0）的满意减瘤，与患者的生存期相关，有研究报道完整切除每提高 10%，患者的总生存期提高约 3 个月。因此，想要获得好的治疗效果，手术就要"切干净"。

2. 卵巢癌复发后，都可以做二次肿瘤细胞减灭术吗

二次肿瘤细胞减灭术不适合所有复发患者，不合适的患者盲目采取手术治疗，只会增加创伤，对生存有害无益。

目前公认的可以考虑做二次手术的患者要满足以下条件：距末次化疗结束时间大于 6~12 个月；病灶相对局限，经评估可完整切除；无腹水。相比初次肿瘤细胞减灭术，二次手术风险更高。由于患者第一次手术创面很大，盆腹腔内可能存在手术导致的广泛粘连，肿瘤复发后可能进一步引发盆腹腔组织的粘连和炎症反应，而肿瘤也可能侵犯邻近的脏器，这些因素均导致二次手术的操作难度高，要求手术医生有高超的手术技巧。除此之外，二次手术后出血、感染以及出现其他并发症的概率也都较初次手术更高。因此，患者术后需要专业的医护团队施行照顾，出现并发症需要及时处理，有时也会需要其他科室的医生共同商议治疗决策。因此，需要合适的患者、合适的医疗团队，在具备完善条件的医疗中心，才可以施行二次肿瘤细胞减灭术。"天时地利人和"，缺一不可。

3. 复发后做手术的效果比化疗好吗

已经有研究证实，对于复发卵巢癌患者，如果可以实现 R0 满意减瘤，患者的生存期比复发后单纯进行化疗的患者要长。目前也有一项中国学者发起的研究正在进行中，在学术会提前公布的中期结果也说明满意的二次手术可以延缓患者的再次复发。这些研究选择患者的方式有所不同，但都为复发患者带去了希望。但也有学者提出了不同的观点。2019 年，发布在权威医学杂志《新英格兰医学杂志》的一项研究表明，复发后二次手术与单纯化疗相比并未带来生存期的延长。尽管学界对于二次减瘤术仍存在不同的观点，然而，对于经过筛选的复发卵巢癌患者，已经有越来越多的研究证实：选择合适的手术医生和治疗中心，进行彻底的二次减瘤术，可能会为患者带来生存获益。

4. 做了二次手术后，可以不化疗吗

二次手术后，肿瘤负荷明显减少，仍然需要补充化疗，但疗程可能相对有所减少。比如如果没做手术，腹腔内的肿瘤可能需要通过 6 个疗程以上的化疗才可能缩小至可接受的范围，化疗期间如果出现病情进展，也就是出现耐药情况，还需要及时调整方案。而二次减瘤术后盆腹腔内可能已经没有明确的肿瘤残留，主要的"敌人"已被"消灭"，这时加用 3~4 个疗程的化疗巩固治疗效果后就可以考虑进行维持治疗了。

5. 如果做不了二次手术，是不是就"没救"了

即使不能满足做二次手术的条件，也不要悲观，随着医疗技术的发展和新型肿瘤药物的不断研发，卵巢癌的治疗正在发生日新月异的进步，以奥拉帕利为代表的 PARP 抑制剂的横空出世也带给我们巨大的惊喜，卵巢癌开始进入了慢性病时代，患者的长期生存有了更多可能。对于复发患者也有了更多治疗选择，除了化疗外，还包括靶向治疗、PARP 抑制剂治疗、免疫治疗以及新型药物的临床试验。很多患者通过合适的治疗方案也可以获得很好的治疗效果。因此，对于复发卵巢癌，更应该进行"综合治疗""个体化治疗"。切记，除了手术，还有很多选择，一定不要因为不能手术就心灰意冷。

6. 什么是姑息性手术

卵巢癌复发后容易出现肠梗阻，即患者停止排气、排便，并伴有腹痛，进食后会出现恶心、呕吐。此时，通过拍摄腹平片可以明确是否存在肠梗阻，而腹部 CT 更是可以明确梗阻位置。为了解除梗阻，改善症状而进行的手术称为姑息性手术。卵巢癌的姑息性手术一般是指肠造瘘术，根据梗阻部位的不同可行小肠造瘘或结肠造瘘术。手术是将肠管连接到腹壁，从而使大便和肠液顺利流出。姑息性手术不是为了根治肿瘤，而是为了缓解患者症状，改善患者的生活质量。对于肿瘤压迫输尿管的患者，也可以行姑息性输尿管支架置入或经皮肾造瘘，目的是缓解泌尿系梗阻，改善肾功能。

7. 姑息性手术是不是就是"放弃治疗"了

虽然姑息性手术的目的并不是根治肿瘤，但是通过手术解除梗阻后，患者的营养状态得以改善，生活质量有所提高，治疗的耐受性提高。肠梗阻以及肾功能不全都是化疗和靶向治疗等的禁忌，上述情况得以改善后也就是解除了禁忌，经过一段时间恢复后可以在医生指导下考虑继续治疗。所以，姑息性手术暂时解决了威胁生命的严重问题，为患者的后续治疗争取了时间。即使不能改变患者最终的结局，也能显著改善生存质量。

（张楠）

六、有毒性但能救命的化疗

对于绝大多数卵巢癌患者而言，化疗是抗肿瘤治疗过程中必须要走的路，同时也是充满荆棘的一条路。很多患者在接受抗肿瘤治疗的过程中落败，很可能并不是败于肿瘤，而是被化疗相关的不良反应所带来的身体上、心理上的折磨摧毁。对于可能出现的不良反应，肿瘤患者要有一定的心理预期，这对后续的治疗会有很大的帮助。接下来我们就详细地来了解一下在卵巢癌治疗中位置举足轻重、有毒但能救命的——化疗！希望在了解了化疗的相关知识后，大家能有充足的心理准备，对化疗的不良反应也能知道如何处理，更好地打赢这场抗肿瘤战役。

1. 有哪些需要了解的化疗专业术语

在真正开始了解到卵巢癌化疗的相关知识以前，让我们先来学习一些化疗中常用的专业术语，这样在和医生沟通的过程中可以更好地了解病情，抓住重点。

首先，我们先来了解一下化疗的类型。一般医学上根据化疗的形式将化疗划分为根治性化疗、辅助化疗、新辅助化疗、姑息性化疗、同步放化疗等类型：①根治性化疗，尽可能完全杀灭肿瘤细胞，以期达到治愈；②辅助化疗，肿瘤原发灶被手术切除或放疗后的化疗，即术后或放疗后化疗；③新辅助化疗，即术前或放疗前的辅助化疗，在手术前化疗缩小肿瘤并降期；④姑息性化疗，用于减轻痛苦、缓解并发症、提高生存质量和延长生存期的化疗；⑤同步放化疗，在放疗的同时进行的化疗，一般是为了增加放疗的敏感性，提升放疗效果。

然后我们来了解一下医生在交代肿瘤治疗效果时常用的术语：①总体生存期（OS），从诊断为肿瘤到死亡的时间；②肿瘤无进展生存（PFS），从某一时刻（如手术后或复发时）到肿瘤出现进展之前的一段时间；③复发，经过满意的肿瘤细胞减灭术和正规足量的化疗达到临床缓解，停药后临床上再次出现肿瘤的证据；④未控，虽经肿瘤细胞减灭术和正规足量的化疗，但肿瘤未达到缓解，或出现进展。

2. 卵巢癌常用的化疗药物有哪些，如何分类

许多卵巢癌患者在第一次听医生谈化疗方案的时候一脸迷惑，什么紫杉醇、多西他赛、脂质体阿霉素、卡铂、顺铂、奥沙利铂等等，心想这些都是什么。其实，它们都是卵巢癌化疗中最常用的药物的名字，大部分都是通过英文翻译过来的，每个药都有自己独特的作用。下面我们就来简单了解一下这些药物是怎么分类的。

化疗药物一般从以下 2 方面来分类：一是根据药物化学结构和来源，二是根据抗肿瘤作用的生化机制。

（1）根据药物化学结构和来源，可以将化疗药物分为：①烷化剂，包括环磷酰胺、异环磷酰胺、亚硝脲类、丝裂霉素等；②抗代谢类药物，包括甲氨蝶呤、5-氟尿嘧啶（5-FU）、阿糖胞苷、吉西他滨、卡培他滨等；③抗肿瘤抗生素，包括蒽环类、博来霉素等；④抗肿瘤的植物类药物：长春碱类、紫杉醇类等；⑤激素，包括肾上腺皮质激素、雌激素、雄激素及其拮抗药；⑥杂类，包括铂类和酶。

（2）根据抗肿瘤作用的生化机制，可以将化疗药物分为：①干扰核酸生物合成的药物；②直接影响 DNA 结构与功能的药物；③干扰转录过程和阻止 RNA 合成的药物；④干扰蛋白质合成与功能的药物；⑤影响激素平衡的药物。

3. 化疗药物为什么要联用

不同的化疗药物有不同的药物作用机制，在肿瘤的治疗中，只应用一种化疗药物，很难达到完全杀灭肿瘤细胞的效果，通常需要 2 种甚至更多种化疗药物的联合应用。不同作用原理和作用于不同细胞增殖周期的药物联合使用，这样一来，不仅可以提高疗效，也可减少耐药细胞的出现。比如细胞周期特异性药物与细胞周期非特异药物联合应用，不仅可以杀伤增殖周期内细胞，也能杀伤 G0 期静止期的肿瘤细胞。总之，联合使用化疗药物，可起到协同、增效、解毒等作用。

当然，联合化疗并不是单纯指在一个治疗方案中药物种类越多越好，而是需要满足种种条件，并且有非常好的临床作用。基本每个肿瘤都有自己经典的化疗方案，这些方案都是通过诸多临床试验证实过的，其疗效是最好的，副作用是最低的，卵巢癌中最经典的化疗方案是紫杉醇+卡铂，即常说的 TC 方案。TC 方案通常每 3 周打一次，这个时间也是通过临床试验验证过的最能有效地杀灭肿瘤同时身体能从化疗中缓解过来的时间。

4. 化疗药有哪些给药途径

化疗药物可以通过多种途径进入体内，每种给药途径都有其相应的优缺点，每种化疗药物也有自己独特的给药途径。下面列举的是化疗药常用的给药途径：①口服给药：间歇、连续给药；②静脉给药：静脉注射、静脉滴注、持续静脉滴注；③局部给药：胸腔注射、腹腔注射、心包腔注射、鞘内注射、膀胱内注射、瘤内注射；④动脉给药：动脉注射、选择性动脉灌注或栓塞、持续动脉滴注。

5. 静脉化疗前要做深静脉置管吗，有几种类型

绝大多数化疗药物有严重的刺激性和腐蚀性，通常需要多次输注，如果反复通过外周静脉输注化疗药物，因为外周血管很细、血流速度慢，有很大可能会引起静脉炎和外周血管萎缩，而且一旦发生化疗药物渗漏，会导致周围皮肤严重坏死，对身体和精神造成双重伤害。所以静脉输注化疗药物，绝对不是像平常输液那么简单，而且一些晚期肿瘤患者营养状态差、进食差，都需要通过静脉输液的方式补充营养，这个时候中心静脉输液就显示出绝对的优势。

中心静脉输液是一种安全的输液方法，是将一根导管直接放置在靠近心脏的大血管位置，化疗药物通过导管直接进入大血管。大血管血流速度快，可以瞬间稀释化疗药物，减少其对血管的损伤。常用的中心静脉置管有 2 种模式，一种是 PICC（经外周静脉穿刺的中心静脉导管），另一种是 Port（完全植入式静脉输液港），2 种置管方式各有利弊。

PICC 一般是在超声引导下通过上臂血管插入一根导管，导管的末端进入靠近心脏的中心大静脉，处于上臂处的另一端用贴膜包起来，使用时将化疗药物接入外露的导管端，使药物直接通过导管进入大血管内。

Port 导管的末端也是进入靠近心脏的中心大静脉，但与 PICC 不同的是，它的导管是从较大的血管进入的，如颈静脉、锁骨下静脉、股静脉等，导管的另一端连接一个可以反复穿刺的输液港，这个输液港完全置于皮下，体表不露任何导管，使用时将专用的输液港针扎入港内，化疗药物就可以顺利进入大血管内，PICC 与 Port 各自的特点比较详见表 1。

表 1　PICC 和 Port 的区别

	PICC	Port
经济费用	较低，已纳入医保	较高，尚未纳入医保
创伤	非手术，无伤口，不拆线	介入手术，有伤口，需拆线
维护时间	每周无论是否应用均需维护	连续一月不用不需维护，使用期间不需维护
使用期限	半年至 1 年	5~10 年
感染、血栓	较高	较低
导管脱出	会	不会
可否洗澡	严密包裹后可以	无影响
活动	置管肢体避免大幅度活动	无影响
外观是否可见	可见	不可见

6. 如何评估化疗的疗效

卵巢癌常用的疗效评价标准是世界卫生组织（WHO）的实体瘤评价标准，具体见表 2。

表 2　WHO 实体瘤疗效评价标准

	目标病灶	非目标病灶
CR	完全缓解：自基线期评估后，目标病灶完全消失	完全缓解：自基线期后，非目标病灶全部消失且肿瘤标志物水平正常
PR	部分缓解：和基线期相比，目标病灶最长径之和至少减少 30%	不适用
SD	稳定：与治疗开始以来所记录的最小长径之和相比，既不符合疾病进展又不符合部分缓解的情况	不完全缓解/稳定：有一个或多个非目标病灶存在和/或肿瘤标志物水平保持在正常范围
PD	进展：与治疗开始以来所记录的最小长径之和相比，目标病灶最长径之和至少增加 20%	进展：出现一个或多个新病灶和/或存在非目标病灶进展

7. 卵巢癌患者为什么要化疗

相信大家通过对上文的阅读已经对卵巢癌有了一定的了解。虽然肿瘤治疗已进入精准治疗时代，但手术+化疗依然是卵巢癌治疗的主要手段，化疗仍然是卵巢癌治疗的基石。

对于卵巢癌，目前公认的标准初始治疗方案是最大程度的肿瘤细胞减灭术辅以紫杉醇+铂类的联合化疗。卷地毯式的肿瘤细胞减灭手术也并不能保证完全切除肿瘤，另外还有新生复发的肿瘤细胞。而化疗就像尽职尽责的警察一样，通过血管网络进入全身各个地方。当然，它并没有警察那么聪明，它是"宁可错杀，不可放过"，除了癌细胞，也会殃及一些代谢活跃的正常细胞。即使如此，只要把握好杀灭癌细胞和恢复正常细胞功能之间的平衡，化疗在延长卵巢癌患者生存期方面的地位，始终是不可撼动的。卵巢癌患者一生的治疗过程是"治疗-缓解-复发-治疗-缓解-复发"不断循环的过程，在每一个过程中，化疗都会发挥重要的作用。靶向和免疫治疗是化疗的补充，化疗联合靶向治疗如化疗后以 PARP 抑制剂维持治疗，可以大大延缓复发，化疗联合免疫治疗，也值得探索。在以后的治疗中，希望化疗与靶向和免疫治疗结合，为患者带来最大获益。

8. 哪些卵巢癌患者需要化疗

想要回答这个问题，需要搞清楚卵巢癌患者的化疗指征，要综合考虑患者的年龄、身体状态、手术情况、病理类型、分期等因素，这是专业的妇科肿瘤医生需要掌握的知识。对于卵巢上皮性癌患者来说，除了经过系统全面分期手术的 I A 和 I B 期且分化好的患者不需化疗外，其他大部分卵巢上皮性癌患者均需要化疗。患者初始治疗接受有效的手术，达到 R0 切除后，如果没有有效的化疗作为巩固治疗，很大可能在短期内复发。所以是否化疗以及化疗方案一定要听从医生的建议，积极配合。

9. 卵巢癌化疗用什么方案

卵巢癌化疗方案的制订是专业的妇科肿瘤医生需要掌握的知识，要考虑许多因素，以国内外公认的卵巢癌治疗指南为根本，综合制订化疗方案和疗程。一般而言，早期卵巢癌化疗疗程为 3~6 个，晚期为 6~8 个。根据最新也是认可度最高的 NCCN 指南整理的初始治疗首选的化疗方案见表 3。

表 3 卵巢癌初始治疗首选化疗方案

I 期卵巢上皮性癌	首选方案	
高级别浆液性癌 子宫内膜样癌（2/3 级） 透明细胞癌 癌肉瘤	紫杉醇/卡铂	
黏液性癌（IC）	紫杉醇/卡铂 5-FU/亚叶酸/奥沙利铂 卡培他滨/奥沙利铂	
低级别浆液性癌（IC）/子宫内膜样癌（I 级/IC）	紫杉醇/卡铂	
II~IV 期卵巢上皮性癌	**首选方案**	**其他推荐方案**
高级别浆液性癌 子宫内膜样癌（2/3 级） 透明细胞癌 癌肉瘤	紫杉醇/卡铂 紫杉醇/卡铂/贝伐珠单抗+ 贝伐珠单抗维持治疗	每周紫杉醇/每周卡铂 多西他赛/卡铂 脂质体阿霉素/卡铂 紫杉醇每周/卡铂每 3 周
黏液性癌	紫杉醇/卡铂 紫杉醇/卡铂/贝伐珠单抗+ 贝伐珠单抗维持治疗 5-FU/亚叶酸/奥沙利铂 ± 贝伐珠单抗 卡培他滨/奥沙利铂 ± 贝伐珠单抗	每周紫杉醇/每周卡铂 多西他赛/卡铂 脂质体阿霉素/卡铂 紫杉醇每周/卡铂每 3 周
低级别浆液性癌（IC）/子宫内膜样癌（I 级/IC）	紫杉醇/卡铂 紫杉醇/卡铂/贝伐珠单抗+ 贝伐珠单抗维持治疗	每周紫杉醇/每周卡铂 多西他赛/卡铂 脂质体阿霉素/卡铂 紫杉醇每周/卡铂每 3 周 激素疗法：阿那曲唑、来曲唑、依西美坦、醋酸亮丙瑞林、他莫昔芬等
卵巢恶性生殖细胞肿瘤	BEP（博来霉素+依托泊苷+顺铂）	无
卵巢恶性性索间质细胞肿瘤	紫杉醇/卡铂	依托泊苷/顺铂

10. 卵巢癌会复发吗，复发后要化疗吗

经过规范的手术+化疗治疗后，卵巢癌还会复发吗？这是很多患者非常关注，也非常惧怕的问题。然而，卵巢癌的确是一个非常容易复发的肿瘤，经初始治疗后，大约会有 70% 的患者会在 2 年内复发。

那么，复发以后是应该再次做手术还是再次化疗呢？这个问题要咨询专业的妇科肿瘤医生，他们会根据患者的情况制订出最适合患者的治疗方案。一般而言，即使是做二次手术，术后还是需要辅助化疗。

那卵巢癌患者能做什么呢？一方面，可以考虑通过适当的靶向维持治疗推迟复发；另一方面，要做到定期复查，尽早发现肿瘤的复发，尽早开始治疗。

11. 卵巢癌复发分几种类型

卵巢癌的复发分为下面几种类型：

（1）生化复发：即肿瘤标志物升高，如CA125等，但没有临床表现，影像学检查也是阴性的，没有发现病灶。

（2）铂敏感复发：初始治疗结束后 6 个月后复发。

（3）铂耐药复发：初始治疗结束后 6 个月内复发。

（4）持续型卵巢癌：完成初次化疗，且对化疗有反应，获部分缓解，但存在残余病灶。

（5）难治性卵巢癌：初次治疗未达到部分缓解，治疗中疾病稳定或出现进展。

12. 卵巢癌各种复发要怎么治疗

卵巢癌生化复发的处理：可以立即治疗，也可以推迟到出现临床复发时再治疗，目前更多医生主张推迟化疗。推迟治疗期间可以口服他莫昔芬等药物。

铂敏感复发的处理：首先评估有没有再次手术机会，至少需满足病灶孤立可以完整切除、无腹水或只有少量腹水等条件，需专业妇科肿瘤医生评估。无再次手术条件者可立即开始化疗。

铂耐药复发的处理：一般不考虑再次手术，多数患者为广泛、多发转移，多数不能切净，即使切净，术后缺乏有效的化疗药物控制肿瘤。化疗方案一般采用非铂方案，最好可考虑加用贝伐珠单抗。可考虑参加临床试验。

13. 卵巢癌复发以后可以用什么化疗方案

铂敏感复发上皮性癌患者的首选化疗方案仍是含铂类药物的化疗，如：卡铂/吉西他滨±贝伐珠单抗，卡铂/脂质体阿霉素±贝伐珠单抗，卡铂/紫杉醇（白蛋白紫杉醇）±贝伐珠单抗，顺铂/吉西他滨等等。

铂耐药复发上皮性癌患者的治疗相对比较棘手，首选化疗方案是不含铂类药物的化疗，尽量延长无铂间期，如紫杉醇（白蛋白紫杉醇）±贝伐珠单抗，多西他赛，吉西他滨，脂质体阿霉素±贝伐珠单抗，紫杉醇（每周）±贝伐珠单抗，拓扑替康±贝伐珠单抗，以及环磷酰胺（口服）、依托泊苷（口服）等等。

对于复发的恶性生殖细胞瘤，如果博来霉素用量已达能耐受的最高剂量，方案可选 TIP（紫杉醇，异环磷酰胺，顺铂）等；而复发的性索间质肿瘤，首选方案仍然是紫杉醇/卡铂。

14. 贝伐珠单抗是什么药，卵巢癌患者适用吗

贝伐珠单抗（bevacizumab，Avastin）是一种重组人源化免疫球蛋白G1（IgG1）单克隆抗体，可以结合 VEGF-A，抑制其与 VEGF 受体-2（VEGFR-2）结合，继而抑制 VEGF 的生物学作用，包括影响血管的渗透性、增生以及内皮细胞迁移与存活，达到抑制肿瘤血管生成、生长以及转移的效果。与单独给药相比，贝伐珠单抗与化疗药物联用可提高抗肿瘤效果，这可能得益于贝伐珠单抗可降低肿瘤内组织间隙的压力，从而增强化疗药物在肿瘤内部的渗透作用。贝伐珠单抗在卵巢癌的治疗中有非常大的作用，由于其抗血管生成作用，一般不用于卵巢癌术前的新辅助化疗。在术后辅助化疗以及复发化疗中贝伐珠单抗都发挥巨大作用，尤其对于复发患者。此外，贝伐珠单抗对于控制腹水和胸腔积液也有很好的效果，对铂敏感及铂耐药复发患者均有效，它单药的反应率约在 20%，联合其他化疗药物时可以提高约 20% 的缓解率，同时它的应用扩大了 PARP 抑制剂适用人群 10%。贝伐珠单抗在卵巢癌中尚未进入医保，治疗费用相对较高，同时它独有的毒性，如高血压、动脉血栓形成、肠穿孔等也一定程度限制了它的应用，尤其是胃肠穿孔高风险的患者是禁用的。

15. 诊断卵巢癌，医生要先化疗，是没有手术机会了吗

这是许多刚确诊卵巢癌患者需要面对的问题。其实，得到医生"先化疗"的建议，大可不必担心。

根据前面提到过卵巢癌的生物学特性以及特点，我们知道 70% 的患者诊断卵巢癌时已经是晚期，伴有大量的腹水、腹腔内广泛的肿瘤种植，甚至远处的肿瘤转移，这种情况下，医生很难在一开始就通过手术把所有的肿瘤都切除干净，而行初始肿瘤细胞减灭术时，将肿瘤尽量完全切净，对卵巢癌预后的影响特别重要，这个时候就需要先进行化疗了，这就是常说的新辅助化疗（NACT）。简单来说，新辅助化疗相当于为了创造手术机会而提前进行的化疗，通常疗程为 2~3 个，以改善晚期卵巢癌患者的术前状态，降低肿瘤负荷，为能实施理想的肿瘤细胞减灭术创造有利条件。

16. 新辅助化疗有什么优点

对于卵巢癌的治疗来说，新辅助化疗是有很多优点的，如：①可以缩小肿瘤体积、减少肿瘤负荷，缓解肿瘤与周围器官的粘连，从而降低手术风险、缩小术中切除范围、保留更多的器官功能；②缩短手术时间，降低术中周围脏器损伤的发生率及术中出血，减少术后患者入住 ICU 的机会；③术前或放疗前，肿瘤局部血供未被破坏，化疗药物更容易进入肿瘤病灶，提高疗效；④直观地观察化疗效果，化疗前后影像学对比可以观察化疗效果，手术中大体及病理结果可以直接检测患者对化疗的反应，并有利于术后辅助治疗的选择。

17. 所有卵巢癌患者都需要新辅助化疗吗

既然新辅助化疗具有这么多的优点，那是不是所有卵巢癌患者都要行新辅助化疗呢？这个问题的答案是否定的。一般而言，I~II 期患者推荐直接手术，III~IV 期患者才考虑新辅助化疗。虽然新辅助化疗具有上述所说的优势，但目前尚无确切证据证实新辅助化疗可以延长患者的总体生存时间，先行新辅助化疗继之接受肿瘤细胞减灭术者，其无进展生存期及总生存期与直接行肿瘤细胞减灭术者相当。

新辅助化疗有可能会导致一些潜在病灶无法切除干净，导致肿瘤复发及化疗耐药的发生。并且国际指南对于卵巢癌术前新辅助化疗的疗程没有明确的规定，疗程数目不够难以改善手术质量，肿瘤也难以达到完整切除，而疗程数目过多势必造成肿瘤耐药的发生，患者预后反而更差。无论如何，卵巢癌患者是直接进行手术还是先进行新辅助化疗，一定要经过专业的妇科肿瘤医生的评估后决定，切忌盲目化疗或手术。

18. 新辅助化疗后还有必要做手术吗

初始手术治疗在卵巢癌的治疗中占据着主导地位，完整切除肿瘤是卵巢癌手术治疗追求的目标，应尽量切除肿瘤的原发病灶和一切转移病灶，争取达到满意的肿瘤细胞减灭术（R=1，即残余肿瘤直径≤1cm），尽量能达到肉眼无残余肿瘤（R=0），为后续辅助化疗创造条件。越来越多的证据表明，晚期卵巢癌患者初始手术治疗倘若能达到完整切除肿瘤，则患者生存获益将最大化。所以无论是否进行新辅助化疗，对于任何期别的卵巢癌患者，如有手术条件，一定要手术。

19. 新辅助化疗的方案和给药途径怎么选

新辅助化疗常用的给药途径包括全身静脉化疗和腹腔灌注化疗2种。

从理论上来讲，全身静脉化疗可以杀灭潜在的血管内癌栓，更适合于合并远处转移的患者；而腹腔灌注化疗则有利于控制腹水的生成，更适合于合并腹水的患者。常用的全身静脉化疗方案均可应用于新辅助化疗中，最常用的仍是紫杉醇+卡铂的治疗方案。关于晚期卵巢癌新辅助化疗使用腹腔灌注化疗方案的国内外研究数据比较少，也没有相关的研究数据证实哪种给药途径更有利于后续手术的实施和满意减瘤，一般认为术前应用腹腔灌注容易造成腹腔内的粘连，一定程度上增加手术难度，故静脉化疗仍是术前新辅助化疗的主要给药途径。

20. 卵巢癌化疗会有什么副作用

化疗后在癌细胞被杀灭的同时，身体会出现各种各样不良反应，主要包括胃肠道反应、骨髓抑制、心肺毒性、肝肾功能损害、神经毒性、泌尿生殖系统毒性、皮肤黏膜损害、局部刺激、静脉炎、过敏等等。根据不良反应发生的时间，世界卫生组织（WHO）将其分为急性和亚急性毒性（化疗后3个月以内出现）、慢性和后期毒性（化疗3个月后到数年）。一般在出现3~4级不良反应时，下一周期应考虑预防处理或剂量调整甚至停止化疗。剂量调整的原则是出现3~4级不良反应，再次给药剂量减少25%~50%，还出现，再减少25%~50%或者停药。

化疗副作用分为5级。0级：无毒性反应；1级：轻度毒性反应；2级：中度毒性反应；3级：重度毒性反应；4级：威胁生命的毒性反应。

化疗引起的上述种种不良反应，大部分是可防、可控、可逆转的，只要处理得当，化疗相关不良反应并不是洪水猛兽。

21. 卵巢癌常用的化疗药物有什么独特的副作用

各种化疗药物均对生长活跃的细胞有毒性作用，均有不同程度的骨髓抑制及消化道反应，表4总结了卵巢癌常用药物最常见且特别需要注意的副作用。

表4 常见化疗药物及其副作用

药物	缩写代号	主要副作用
环磷酰胺	CTX	骨髓抑制、出血性膀胱炎
异环磷酰胺	IFO	出血性膀胱炎、骨髓抑制
顺铂	DDP	肾脏毒性、消化道反应、耳毒性、神经毒性
卡铂	Carbo，CBP	骨髓抑制
甲氨蝶呤	MTX	口腔溃疡
阿霉素	ADM	心脏毒性
表阿霉素	EPI	血管刺激，渗到皮下可致皮肤坏死
博来霉素	BLM	肺纤维化
泰素（紫杉醇）	Taxol	过敏、骨髓抑制、周围神经炎
长春新碱	VCR	神经毒性、外渗（周围神经炎）
5-氟尿嘧啶	5-FU	腹泻、便血
依托泊苷	VP-16	骨髓抑制

22. 化疗过程中要做什么检查吗

化疗过程中，对于副作用的监测非常重要。许多副作用可以进行直观观察，如恶心、呕吐、脱发等，但骨髓抑制、肝肾功能损伤等则需要抽血等相关检查辅助才能判断，只有在必要的时候给予适当治疗，才不至于出现非常严重的化疗副作用。有一些非常严重的化疗副作用甚至能危及生命，所以，在化疗中及时进行相关化验检查非常重要。只有这些化验均正常，才能说明身体已经从上一个周期的化疗中恢复过来，才能进行下一个周期的化疗，下表中列出的就是需要做的检查（表5）。

表5 卵巢癌化疗中常规化验检查

项目	检查次数
血常规	每周2次
尿常规	每周1次
肝肾功能	每周1次
超声（盆腔/腹腔）	听医生安排
心电图	每疗程1次
肿瘤指标（CA125等）	每疗程1次
24小时尿肌酐（或其他计算肾小球滤过率的化验）	每疗程1次
胸部X线检查	3个疗程1次
肾血流图	
胸/腹CT	
超声心动图	

23. 化疗后的骨髓抑制怎么处理

在化疗中，卵巢癌患者最常见的副作用就是骨髓抑制，多种化疗药物都会导致骨髓抑制，其中以卡铂最为常见。患者需要定期复查血常规，通常先出现白细胞减少，然后出现血小板减少，白细胞减少最为常见，少数患者也会出现贫血，但多在多次化疗后出现。骨髓抑制高危因素有高龄、消瘦、合并肝肾心肺等基础疾病、有骨转移、多周期化疗，以及化疗方案为托泊替康、紫杉醇类、长春瑞滨联合铂类、依托泊苷联合铂类等多药或含铂方案等，应至少每周2次复查血常规，定期监测，及早发现，及早干预；一旦出现骨髓抑制，需要每天复查血常规，根据最新的化验决定治疗方案，口服升白细胞药物，若白细胞严重减少，可注射集落刺激因子，刺激骨髓造血，直到中性粒细胞超过其正常上限（而不仅仅是达到正常）再停止注射集落刺激因子。短期血小板显著降低患者，可接受特比澳、白介素11等皮下注射，并使用止血药以防出血。骨髓抑制高风险患者日常应减少活动，防止受伤，预防和治疗感染，避免感冒，同时注意补充铁剂、维生素 B_{12}、叶酸和含有高蛋白的食物。

24. 化疗后肝功能异常怎么办

抗肿瘤药物大多经肝脏代谢，可引起不同程度的肝损害，主要表现为乏力、食欲缺乏、恶心、呕吐、肝区疼痛、血清转氨酶升高和胆红素升高等，严重的还会影响患者治疗，甚至导致化疗推迟、中断。

肝细胞损伤，特别是短期内出现转氨酶升高，多属一过性，停药后可恢复，每次化疗前后定期检查肝功能，如有异常及时给予保肝药物。患者饮食宜清淡，增加蛋白质和维生素的摄入，保持合理的营养补充。

25. 化疗后的恶心、呕吐如何处理

恶心、呕吐影响进食、饮水、情绪，严重者甚至会导致脱水、电解质紊乱和营养不良，以致有些患者产生恐惧心理，甚至不得不中止治疗。常见的引起恶心、呕吐副作用的化疗药有顺铂和蒽环类，主要是因为药物引起 5-羟色胺（5-HT）等物质释放，作用于大脑皮质、第四脑室化学感受区并激活延髓呕吐中枢引起呕吐。

治疗首先应以预防为主，医生会根据药物致吐程度及呕吐类型，在化疗前预防性给药，如可以综合应用 5-羟色胺受体拮抗剂即各种司琼类药物、意美（阿瑞匹坦胶囊）及地塞米松等。如果预防性止吐后仍剧烈呕吐，医生通常会分析呕吐的原因，确定是由化疗引起的呕吐会给予甲氧氯普胺针等止吐药治疗，绝大部分患者的症状均能不同程度地缓解。患者化疗期间按高蛋白质、高能量、易消化、低脂肪的原则来安排饮食，尤其是有恶心、呕吐症状的患者应尽量清淡饮食，酌情加山楂、白扁豆、白萝卜、鲜芦根、鲜藕、姜汁、薏米、陈皮等，熬粥服用。此外，也可以准备一些生姜片，恶心时含上能够很好地消除恶心感觉。同时患者可以通过听音乐、与病友交流、在家人的陪伴下散步等方式放松心情，缓解恶心感。

26. 化疗后便秘怎么办

便秘也是化疗后常见的并发症之一，虽然对患者的健康不造成直接的伤害，但会严重影响患者的生活质量。导致化疗后便秘的因素有很多，并不单纯由化疗药物引起，一些止吐、止疼、抑酸、补铁补血药物的应用也会加重便秘，再加上化疗后患者食欲差，进食进水量少，身体虚弱活动量少，种种因素都加重了便秘。

便秘后也不用过于着急,有许多方法和药物都可以使其得到改善。适量多吃高纤维食物同时多饮水能软化大便,高纤维食物包括全麦粉面包/馒头或麦片、豆类、蔬菜、新鲜或晒干的水果、坚果、果仁等;适当多活动,可以散步、做瑜伽等,如果不能下床活动,也可在床上或轮椅上做一些力所能及的锻炼;出现便秘及时告知医生,遵医嘱调整饮食,给予导泻、软化大便的药物或灌肠。

27. 化疗后腹泻怎么办

化疗相关性腹泻常见于多西他赛、伊立替康和氟尿嘧啶等药物。持续腹泻可引起脱水、电解质紊乱、衰弱、体重减轻等并发症,也会对日常生活造成很大的影响。一旦出现腹泻,注意观察记录排便次数和性质,重视腹泻程度和其他症状,如发热、口渴、脉搏快、眩晕等,应及时就诊。如无相关症状,确是因化疗引起的腹泻可遵医嘱口服蒙脱石散、易蒙停等药物对症止泻。每次排便后用清水和肥皂清洗肛门和骶尾部,用软毛巾擦干,保持局部皮肤的清洁、干燥。局部可涂氧化锌软膏,穿松软的棉质内衣等,以防腹泻对皮肤刺激而致皮肤损伤破溃。饮食上要注意选对胃肠道刺激小的食物,不宜吃粗粮、含油量高的坚果、含酒精或咖啡因的饮料、牛奶及奶制品,少量多餐,忌生冷食品。

28. 化疗后出现口腔溃疡怎么处理

口腔溃疡是一种发生于口腔黏膜的溃疡性损伤病变,是肿瘤患者化疗或服用分子靶向药后常见的并发症之一。

口腔溃疡发作时,会引起口腔黏膜、舌头局部疼痛剧烈,有时烧灼痛明显,患者因疼痛无法进食、饮水,严重的还会影响说话。也可并发口臭、便秘、头痛、头晕、恶心、乏力、烦躁、发热、淋巴结肿大等全身症状和体征。口腔溃疡不仅会降低患者的生活质量,导致机体免疫力和体重下降,还严重影响化疗或靶向药物的继续使用,甚至造成治疗中断,并令患者对治疗产生恐惧心理。治疗上可以用生理盐水或碳酸氢钠水每日多次漱口,也可以用康复新液等漱口促进溃疡愈合。日常生活中要保持口腔湿润,可以使用加湿器保持房间的湿度。注意保持口腔和牙齿清洁,饭后及睡前用软毛牙刷刷牙(去掉假牙),同时避免进食粗糙、尖锐、辛辣、酸性食物,避免过冷、过热的食物,如热咖啡、冰激凌等。

29.

化疗后会脱发吗，头发还能长出来吗

脱发是化疗常见的副作用。虽然对健康影响不大，但对于广大女性而言，脱发是令人难以接受的。

脱发常见于蒽环类、紫杉醇、环磷酰胺、依托泊苷、长春新碱、5-氟尿嘧啶等药物使用后。紫杉醇是卵巢癌化疗中最常用的药物，故而脱发在卵巢癌患者中非常常见。不过，化疗后脱发是可逆的，一般发生于首剂化疗后2~3周，在停药后6~8周，头发会逐渐生长。目前假发行业技术发达，各式各样的假发足以以假乱真。在化疗前将头发剪短或剃光，佩戴适合自己的假发或者头巾，丝毫不减美丽的风采。

此外，经常按摩头皮，促进血液循环，会对改善头皮新陈代谢有一定作用，促进毛发生长。在外出时戴帽子或围上头巾，尽量避免在太热或太冷的天气外出。使用含蛋白质的软性洗发剂，使用软的梳子，在梳头时避免用力梳理，尽量少用电吹风，如果必须使用，请使用低温一档吹头发，不要染发或烫发，这些都可能缓解脱发症状。

30.

化疗后手脚麻木是怎么回事

化疗后指端麻木是应用紫杉醇等药物后的常见症状，严重者甚至无法感受温度及触感，这种不良反应通常都是可逆的，停药后即可自行恢复，切勿过度关注，甚至产生消极心理，影响治疗效果。可以服用维生素 B_1、B_{12} 等营养神经的药物改善情况，平时多用温水泡手脚以缓解麻木现象，适当做手足按摩、针灸治疗，加快康复过程。日常生活中要注意避免接触过热的物品，如打开水、拿热水杯等，可以蓄留指甲，由指甲先触到，以免因为手指接触物品反应慢而发生烫伤。不要做针线活以免扎伤，穿利索的衣物及舒适合脚的鞋子，让患者行走更为方便，避免被自己的衣物绊倒。当患者行动不便时，外出时应有人陪同，防止发生意外。如手脚麻木症状实在难以承受，可告知医生及时更换化疗方案，选用对外周神经副作用小的化疗方案。

31.

化疗后应该怎么吃

化疗是卵巢癌治疗的重要手段，但患者化疗后都会有不同程度的食欲缺乏、恶心、呕吐等，从而影响患者的营养状况。合理的饮食能预防和减少由治疗带来的体重减轻和营养不良。研究发现，某些抗氧化营养素可以减轻化疗引起的不良反应，所以应该多补充抗氧化营养素，例如维生素 A、维生素 C、维生素 E，胡萝卜素、微量元素锌和硒等。

化疗患者的膳食营养应针对化疗的副作用进行。化疗患者饮食宜清淡、富营养、易消化，可进食少渣半流质或少渣软饭食，忌油腻、难消化的食品。为防止或减轻骨髓抑制引起的白细胞、血小板等的下降，宜多食血和肉类，烹制上以煮、炖、蒸等方式为佳。宜选择含铁质较多的食品，如动物内脏、蛋黄、瘦肉等，以纠正患者的缺铁性贫血。饮食营养对于卵巢癌患者来说至关重要，良好的身体状态是一切治疗的根本。如日常饮食实在摄入欠佳，身体持续消瘦，请及时咨询营养科专家进行专业的营养补充，为化疗和后续其他的抗肿瘤治疗养精蓄锐，最终战胜卵巢癌。

32. 卵巢癌患者化疗期间能吃中药吗

在化疗期间配合适当中药治疗，可有助于缓解化疗不良反应，提升患者食欲、改善患者化疗期间营养状况及生存质量。

不过切记，化疗是主要治疗，中药只是辅助治疗，勿盲目相信"偏方"以及"江湖老中医"的传言，要在正规的中医院或综合医院及肿瘤专科医院中医科就诊，说明目前的病情及使用的治疗方案，以避免化疗药物及中药叠加加重肝肾功能负担，并且需在用药过程中定期监测肝肾功能。

（蔡艳）

七、靶向药物的维持治疗

（一）PARP 抑制剂在卵巢癌治疗中的应用

1. 什么是 PARP 抑制剂

PARP 抑制剂是一种新型靶向药物。PARP 是一种酶，中文全称是多腺苷二磷酸核糖聚合酶，主要作用是参与 DNA 的损伤修复，对于细胞的稳定和存活至关重要。细胞内 DNA 单链断裂是经常发生的一种细胞损伤，发生后，由 PARP 负责进行修复，当抑制了 PARP 的功能后，单链断裂就变成了双链断裂，正常细胞还可以通过同源重组修复（homologous recombination repair，HRR）的途径进行细胞修复，而当同源重组缺陷（homologous recombination deficiency，HRD）时，则细胞 DNA 的双链断裂都无法修复，就会引起细胞的凋亡。抑制 PARP 就能够抑制肿瘤细胞的 DNA 损伤修复，从而促进肿瘤细胞发生凋亡。PARP 抑制剂发挥治疗作用的分子生物学原理是：对于存在 HRD 的肿瘤细胞，PARP 抑制剂应用后产生的 DNA 单链断裂累积，将导致双链无法获得修复，2 次打击对细胞的存活"雪上加霜"，医学上称这种作用原理为"合成致死"。因此，HRD 是 PARP 抑制剂发挥功能的重要条件，很多基因突变可以导致 HRD。最常见的就是 *BRCA1*、*BRCA2* 胚系基因突变，因此具有 *BRCA1*、*BRCA2* 突变特征的肿瘤细胞对 PARP 抑制剂敏感。此外，还有很多 HRD 相关的基因突变也对 PARP 抑制剂治疗敏感。

2. 卵巢癌治疗的什么阶段推荐使用 PARP 抑制剂

根据国内外指南的推荐，PARP 抑制剂目前推荐用于卵巢癌治疗的 2 个阶段，即一线治疗后的维持治疗，以及铂敏感复发后的维持治疗。

维持治疗是指经过化疗肿瘤得到最大程度缓解后，再延长治疗，使患者保持受益的治疗方法。维持治疗药物需要具备可长时间应用、给药方便、患者耐受好等特点。而 PARP 抑制剂作为一种新型口服靶向药物，用于维持治疗长期服用患者普遍耐受良好，多项国内外研究证实不论一线维持或复发后维持都能够给患者的生存带来非常大的获益。一线治疗是指新诊断的卵巢癌完成手术加化疗，铂敏感复发是指本次临床复发距离前次治疗最后一次用药的时间间隔超过 6 个月。需要特别注意的是，不论是一线治疗，还是复发后治疗，都要求达到疾病临床缓解后，才推荐开始进行维持治疗。对于肿瘤持续存在甚至进展的患者，维持治疗意义不大。而什么情况符合临床缓解，需要结合影像学及肿瘤标志物检测，由妇科肿瘤专科医师做出判断。

此外，PARP 抑制剂在复发后用于肿瘤缓解前的临床治疗阶段，目前已有多项临床试验认为是可行的，其中，对于铂敏感复发的患者，PARP 抑制剂单药的疗效不逊于含铂化疗；对于铂耐药患者，PAPR 抑制剂单药或联合靶向或免疫治疗，也不逊于非铂单药化疗，虽然还没有进入临床指南，但 PARP 抑制剂为复发后化疗不耐受的患者提供了一种低毒性的药物治疗选择。

（1）PARP 抑制剂对卵巢癌效果好吗

对于卵巢癌治疗效果的改善，PARP 抑制剂具有里程碑式的意义，而这种效果的提升体现在患者的 5 年生存率的提高。自 2018 年 8 月首个 PARP 抑制剂奥拉帕利的一线维持治疗适应证获批以来，到目前还不足观察到卵巢癌患者整体人群 5 年生存率的改善。但是经典的 SOLO1 研究，作为首个全球多中心评价单药 PARP 抑制剂用于 *BRCA* 突变的卵巢癌一线维持治疗的Ⅲ期随机对照研究，在 2020 年欧中肿瘤学年会（ESMO）上公布了近 400 例患者用药 5 年后的总生存情况，提供了 PARP 抑制剂一线维持治疗首个随访超过 5 年的生存数据，结果令人眼前一亮：服用奥拉帕利进行维持治疗的患者中位无疾病进展生存时间长达 56 个月，在随访 5 年内，有 48.3% 接受奥拉帕利治疗的患者没有疾病进展，相比安慰剂组（未用药）降低了 67% 的复发风险。这意味着肯定将有 50% 以上甚至更高比例的患者获得了 5 年总生存，要知道既往二三十年卵巢癌的 5 年生存率始终徘徊在 30%~40%。奥拉帕利一线维持治疗不仅疗效优势显著，在长期随访中并未发现新的安全性事件，证明长期服用安全可行。这项研究随着随访时间的延长不断证实 PARP 抑制剂一线维持治疗能够为 *BRCA* 突变的卵巢癌患者带来更长时间的疾病缓解，并且使一半以上的患者获得了治愈的机会。

（2）初始手术和化疗结束后，就应该选择 PARP 抑制剂维持治疗吗

对于初次就诊经手术病理诊断为Ⅲ期或Ⅳ期的晚期卵巢癌患者，手术后完成标准方案化疗，通过胸腹盆影像学检查结合血清肿瘤标志物检测，确认达到临床缓解后，就应该准备开始维持治疗。根据既往一线是否使用过贝伐珠单抗

以及基因检测结果，维持治疗方案的选择上略有不同。参考美国国立综合癌症网络（NCCN）指南 2020 年版更新内容，基于目前国际上 3 项最重要的 PARP 抑制剂一线维持治疗的临床试验结果（试验名称代号分别是 SOLO-1、PRIMA、PAOLA-1）：有 *BRCA* 突变的患者，可选择奥拉帕利或尼拉帕利单药维持；*BRCA* 野生型患者，可选择尼拉帕利单药维持；对于一线化疗联合使用贝伐珠单抗且有 *BRCA* 突变的患者，推荐奥拉帕利联合贝伐珠单抗，其次可选奥拉帕利或尼拉帕利单药维持；化疗联合了贝伐珠单抗但 *BRCA* 野生型者，可考虑奥拉帕利联合贝伐珠单抗（有 HRD 相关基因突变），其次可选贝伐珠单抗或尼拉帕利单药。综合来看，尼拉帕利是具有全人群适应证的一线维持治疗药物，在国内也具有一线维持治疗适应证，且不论既往用药种类和基因状态。而奥拉帕利国内获批的一线维持治疗适应证为具有 *BRCA* 突变的患者。

（3）复发后什么时候可以用 PARP 抑制剂

对于复发性卵巢癌，推荐铂敏感复发的卵巢癌患者在常规化疗达到缓解后，进行 PARP 抑制剂的维持治疗。重点是满足 2 点要求：一是要求为铂敏感复发，也就是本次复发距离前次末次治疗的时间间隔超过 6 个月，不论是否为第一次复发；二是本次复发治疗后需要达到临床缓解，结合影像学检测以及血清肿瘤标志物由妇科肿瘤专科医师判定。那么，对于铂耐药复发患者，不论是否在治疗后达到缓解，目前临床上不推荐后续进行维持治疗；对于复发治疗后疾病稳定，也就是没有进展但缓解不显著的患者，即使是铂敏感复发，在停化疗后也不推荐进行 PARP 抑制剂维持治疗。对于既往在一线或前次铂敏感复发后进行了 PARP 抑制剂维持治疗的患者，再次铂敏感复发治疗获得缓解后，目前也是不推荐再次选择 PARP 抑制剂进行维持治疗的。目前，国内已上市的各类 PARP 抑制剂均具有此类铂敏感复发后二线维持治疗的适应证。

（4）PARP 抑制剂维持治疗需要多久

原则上不论一线维持治疗或复发后维持治疗，若患者对 PARP 抑制剂耐受良好，可以考虑口服至出现下次临床复发时停药。我们可以看看一线维持治疗大型临床试验的用药设定情况，SOLO1 研究中奥拉帕利一线维持治疗服药 2 年，2020年生存数据显示 *BRCA* 突变患者可持续长期获益，近一半患者超过 5 年没有复发；PRIMA 研究中规定尼拉帕利一线维持用药 3 年，2020 年生存数据显示全人群疾病复发风险均显著降低，其中 *BRCA* 突变患者的获益最明显，疾病复发风险下降 60%。因此，目前临床上倾向推荐 PARP 抑制剂一线维持治疗至少 2 年，若无明显药物副作用，或经济因素，建议持续服用至出现复发。也希望在不久的将来，PARP 抑制剂可获批一线维持治疗的医保适应证，让所有患者都能没有负担地服用 PARP 抑制剂。而对于铂敏感复发后的维持治疗，统一推荐服药至再次出现临床复发。

3. 选择 PARP 抑制剂治疗前需要做基因检测吗

从 2014 年奥拉帕利首次进入 NCCN 指南，推荐用于 gBRCA 突变患者三线后的治疗，到 2019 年 NCCN 指南推荐奥拉用于 BRCA 突变患者一线治疗后的维持治疗，再到 2020 年 NCCN 指南基于基因状态细化一线维持治疗的药物选择，卵巢癌的治疗从模式化治疗的 1.0 时代进入到精准治疗的 2.0 时代。

精准的前提就是依托于基因检测进行分子分型，这对卵巢癌，最重要的是明确 BRCA 等 HRD 基因的状态，选择治疗方案以及判断预后、指导遗传咨询都具有重要意义。对于初次治疗结束后考虑进行一线维持治疗的患者，推荐至少明确有无 BRCA 基因突变。铂敏感复发的患者，选择 PARP 抑制剂治疗前，若既往未进行过基因检测，可暂时不考虑，因为基因检测结果不影响治疗决策。卵巢癌 BRCA 突变发生率约 20%，HRD 发生率占 50%。HRD 检测能够提高 PARP 抑制剂获益人群检出率。HRD 是 BRCA 及其他同源重组修复相关基因突变导致的结果；而 HRD 能够导致基因瘢痕的现象，因此往往通过检测 HRD 的"因"和"果"两方面入手。BRCA 包括胚系（germline）突变和体系（somatic）突变，检测到的突变方式包括点突变、小片段插入/缺失等。

目前我们可以通过二代测序方法检测 BRCA 及其他 HRR 相关基因，而非检测"基因瘢痕"。目前，国内还没有经过验证的 HRD 检测方法，技术尚不成熟，检测结果仅供参考。

（1）没有基因突变可以用 PARP 抑制剂吗

多项研究证实，PARP 抑制剂获益的主要人群的是胚系或体系 BRCA 突变患者，其次是具有同源重组修复相关基因突变的患者。因此，目前卵巢癌基因检测主要筛查 BRCA 及同源重组修复相关基因状态是野生型或突变型，若发生基因突变，该突变是否为致病突变以及突变频率。

那么，如果基因检测报告没有发现上述相关致病突变，是否就不能从 PARP 抑制剂治疗中获益呢？答案是否定的。根据 PRIMA 临床试验结果，对于没有 HRD 阳性但 BRCA 野生型（即没有有害突变）或 HRD 阴性的患者，尼拉帕利单药用于一线维持治疗都可以显著延长患者的无疾病进展生存。对于铂敏感复发后的维持治疗，不用考虑基因状态，只要是铂敏感复发后达到临床缓解，就可以选择任意一种 PARP 抑制剂进行维持自化疗。因此，通过基因检测没有发现 BRCA 及同源重组修复相关基因突变的患者，即使获益程度偏低，仍可以选择尼拉帕利进行一线维持治疗；当面临复发后的维持治疗，不论基因突变与否，奥拉帕利及尼拉帕利都可以选择。

（2）所有病理类型的卵巢癌都适合服用 PARP 抑制剂吗

目前，临床上推荐进行 PARP 抑制剂维持治疗的患者人群主要针对卵巢上皮性癌，其中以高级别浆液性腺癌这种病理类型为主。而这类患者约占卵巢癌所有病理类型的 60%~70%。其他类型的卵巢上皮性癌，如黏液性腺癌、透明细胞癌或内膜样腺癌，若基因检测提示有 BRCA 基因突变或 HRD 相关基因的基因突变，从药物作用机制的理论角度考虑也可选择 PARP 抑制剂维持治疗。另外，同种病理类型的输卵管癌和腹膜癌，因为与卵巢癌有相同的疾病特点和治疗模式，同样可以考虑 PARP 抑制剂治疗。而对于占少数的性索间质来源或生殖细胞来源的卵巢恶性肿瘤，目前没有证据支持 PARP 抑制剂的使用可获益。但或许未来 PARP 抑制剂会扩大应用范围。所以，PARP 抑制剂目前适合用于以高级别浆液性腺癌为主的卵巢上皮性癌。

4. 我国现有几种已获批使用的 PARP 抑制剂

目前，我国有 2 种 PARP 抑制剂已批准上市。这两种 PARP 抑制剂目前在国内获批用于卵巢癌、输卵管癌及腹膜癌的适应证为：①一线维持治疗要求是有胚系或体系 BRCA 突变特征的患者；②铂敏感复发后的维持治疗。目前正在申报上市中的另外 2 种国产自主研发的 PARP 抑制剂的Ⅲ期临床试验均在进行中。每种 PARP 抑制剂从研发、开展临床试验、获批上市、获批适应证、进入医保名录，每前进一步，都凝聚着业内人士的很多努力。

（1）不同种类的 PARP 抑制剂处方剂量有何不同

这里，我们只介绍目前已获批上市，在临床中广泛使用的 2 种 PARP 抑制剂，即奥拉帕利和尼拉帕利的处方剂量，可能因为半衰期有所差异，它们在剂型、单次剂量和用药频率方面都是不同的。首先，奥拉帕利口服约 1.5 小时后达到血浆中位峰值浓度，半衰期大约为 15 小时；而尼拉帕利口服约 3 小时后达到血浆中位峰值浓度，半衰期大约为 36 小时。药物代谢的特点决定了给药频率，奥拉帕利因为代谢较快，需要一天口服两次，单次剂量 300mg，而尼拉帕利由于半衰期长，可以一天口服一次，单次剂量 200mg，一次给药的便利也在一定程度上具有实际应用上的优势。

需要说明的是，尼拉帕利对于基线体重 ≥77kg 且血小板计数 ≥150×10^9/L 的患者推荐起始剂量为 300mg，1 次/日，此方案更适宜西方人群。国内的多中心临床研究显示，200mg，1 次/日的起始处方剂量更适宜中国人群，且生存数据与西方人群无差异，说明降低起始剂量不影响疗效。当用药后出现不良反应以及化验结果异常需要调整用药剂量时，需要遵从医嘱进行，切勿私自减量或加量服用，或改变用药频率。

（2）什么情况下使用 PARP 抑制剂医保可以报销

药物是否能够报销，取决于该药是否纳入所在地医保的适应证。需要强调的是，不要混淆药品报销的适应证和获批应用的适应证，前者是包含在后者的范围之内的，有报销适应证的药物一定具备获批应用适应证，但反之，有获批应用适应证的药物不一定可以报销。目前国内获批上市应用的 2 种 PARP 抑制剂——奥拉帕利和尼拉帕利，对于一线维持治疗，奥拉帕利的用药适应证为具有 *BRCA* 突变的卵巢癌患者，而尼拉帕利不论基因突变状态适用于一线治疗后达到临床缓解的所有卵巢癌患者；对于铂敏感复发后的二线维持治疗，两种 PARP 抑制剂均具有临床应用适应证，且不考虑基因突变状态。目前的好消息是，奥拉帕利、尼拉帕利都已进入基本医疗保险，自费价格大副下降。

（3）PARP 抑制剂最常见的副作用是什么

服用 PARP 抑制剂后大部分不良反应会出现在开始用药的前 3 个月内，需要密切注意。PARP 常见的副作用以血液学不良反应为主，包括贫血、血小板减少和中性粒细胞减少；其次为非血液学毒性，包括胃肠道反应、疲劳、头痛等。贫血是 PARP 抑制剂最常见的不良反应，总体发生率为 37%~50%，3~4 级严重不良反应发生率为 19%~25%。排在第二位的血小板减少发生率为 14%~61%，3~4 级血小板减少的发生率为 1%~34%。中性粒细胞减少是排名第三的血液学不良反应，发生率为 18%~30%，其中 4%~20% 为 3~4 级不良反应。所有的血液学不良反应正是临床上常见导致停药或减量的主要因素。患者应当积极随诊监测血象变化，及早发现及时处理，可以有效降低 3~4 级不良反应的出现。恶心是最常见的胃肠道不良反应，发生率约为 70%。其他常见胃肠道不良反应包括便秘、呕吐和腹泻。疲劳是另一常见的不良反应，发生率大约 60%，但大多数 PARP 抑制剂服用期间的疲劳症状为 1~2 级，3 级以上的疲劳症状发生率不足 3%。

（4）PARP 抑制剂有哪些少见但严重的并发症

PARP 抑制剂应用后，需要引起高度重视的一类严重并发症为骨髓异常增生综合征（MDS），发生率很低，但一旦发生预后较差，严重时可导致患者死亡。目前PARP 抑制剂应用后发生 MDS 的理论基础或发生机制仍不明，临床表现常为白细胞、血小板及血红蛋白三系均减低，且停药或常规升血治疗不见好转。这时需要想到有可能导致 MDS 的发生，需及时停药并进行骨髓穿刺，尽早明确诊断并治疗。

（5）PARP 抑制剂用药期间要注意哪些事项

PARP 抑制剂用药期间的注意事项包括：遵照医嘱服用 PARP 抑制剂，建议餐后服用，减少胃肠道刺激。至少每月复查一次血尿常规及生化，若结果轻度异常需要密切动态监测异常指标变化，缩短复查频率，1~2 级不良反应阶段在不停药的前提下可积极给予干预对症处理。当出现明显乏力、头晕、低热等异常，应及时就诊，首先完善血常规筛查。若胃肠道反应较明显，会影响 PARP 抑制剂体内代谢，应避免口服阿瑞匹坦。

（6）复发治疗后再用 PARP 抑制剂维持，会增加药物累积毒性风险吗

既往我们指的药物累积毒性主要针对化疗药物。PARP 抑制剂作为一种靶向药物，从机制上不影响正常细胞的 DNA 双链损伤修复，从而不干扰正常细胞的增殖。因此，即使长期维持治疗，也不会增加毒性风险。一项值得关注的事后分析研究，NOVA 和 SOLO-2 研究都是评价铂敏感复发后 PARP 抑制剂的维持治疗效果，针对它们提出了一个新的概念用于评价 PARP 抑制剂的安全性，即无症状或毒性时间（TWiST），将无疾病进展生存（PFS）分为有毒性的 PFS 和无症状或毒性的 PFS。简单而言，TWiST 时间越长，就代表患者真正获益的时间越长，在此阶段内，患者不仅获得了较长的 PFS，且在 PFS 期间免于受到药物副作用的影响。对于晚期复发患者，我们在提高疗效延长生存的同时，不忘保证患者在治疗过程中的生活质量。从分析结果来看，对比安慰剂，奥拉帕利延长了 TWiST 7 个多月；尼拉帕利在 gBRCA 突变患者中较安慰剂平均 TWiST 延长近 3 年；而在 gBRCA 野生型患者中，尼拉帕利较安慰剂平均 TWiST 延长 1.34 年。这些数据能让我们更加放心地使用 PARP 抑制剂，而不必特别担心会对患者的生活质量造成严重影响。

（7）出现哪些情况需要减量或停用 PARP 抑制剂

PAPR 抑制剂减量或停药的整体原则是：当出现 2 级以上不良反应经治疗仍未能缓解，或出现 3 级以上不良反应时，需暂停口服 PARP 抑制剂，直至不良反应

降至 1 级或缓解，方可恢复 PARP 抑制剂用药，但同时应考虑减量，当第二次出现 2~3 级不良反应时，暂停用药后必须减量。当 PARP 抑制剂已减至最低剂量而不良反应症状仍持续，是绝对停药指征。

减量或停药的具体实验室标准为：当血红蛋白水平降至 80~100g/L，可在监测血常规的情况下继续使用 PARP 抑制剂；当血红蛋白水平<80g/L，需要暂停使用 PARP 抑制剂，经过升血治疗后复查血红蛋白水平恢复至 >90g/L 后，减量恢复 PARP 抑制剂使用；如果停药 28 天内血红蛋白仍未能恢复至可用药水平，或减量至最低剂量后，仍再次发生血红蛋白降至 80g/L 以下，应停止用药。当血小板计数<100×10^9/L，需暂停使用 PARP 抑制剂，待血小板计数恢复至 100×10^9/L以上，根据血小板计数的最低值决定恢复使用 PARP 抑制剂的剂量，如血小板计数最低值为（75~100）$\times 10^9$/L，可恢复至原剂量使用，如血小板计数最低<75×10^9/L，或 2 次以上发生血小板计数<100×10^9/L，减量恢复使用，如果停药 28 天内血小板计数仍未能恢复至可用药水平，或减至用药最低剂量仍再次发生血小板减少，停止用药。

（8）同时服用其他药物，对 PARP 抑制剂有影响吗

很多老年卵巢癌患者，同时伴有高血压、糖尿病等慢性疾病，需要长期口服降压、降糖等药物控制。那么当选择 PARP 抑制剂并长期维持治疗的时候，同时服用这些药物会有不良影响吗？

我们知道，当多种药物同时服用时，可能会导致部分药效降低或毒性增加，有的时候要求分开服用，有的药物则应避免同时应用，需要选择其他可替代的药物。这与药物的吸收、分布、代谢途径密切相关。如果 2 种药物有相同的代谢途径，就会导致药物清除率下降，药物副作用增加；若 2 种药物具有诱导代谢途径，则会加快药物清除速度，使有效药物浓度降低，疗效打折扣。这里要告诉大家的是，3 种 PARP 抑制剂尼拉帕利、奥拉帕利和卢卡帕利代谢途径各不相同，其中，尼拉帕利代谢的羧酸酯酶途径，与其他药物发生相互作用的风险最低；而奥拉帕利经 CYP 代谢途径，要注意避免与以下药物同时服用：心脏药物地尔硫䓬、止吐药物阿瑞匹坦、抗菌药红霉素和环丙沙星。

5. PARP 抑制剂何时单独应用，何时联合应用

作为卵巢癌具有里程碑意义的重要靶向药物，PARP 抑制剂贯穿应用于卵巢癌治疗的各个阶段。考虑到目前 PARP 抑制剂在国内获批的适应证均为

维持治疗，以单药为主，其中对于一线化疗联合贝伐珠单抗的高危患者，且合并 *BRCA* 基因突变时，一线维持治疗方案可考虑奥拉帕利联合贝伐珠单抗。但卵巢癌患者反复经历复发，进入后线治疗时一般状况较差，或产生化疗耐药，可供临床选择的有效药物比较有限。PARP 抑制剂因其毒性较小，在后线治疗的应用前景亦有优势。早在 2014 年，美国就批准了奥拉帕利用于 3 线以上具有 *BRCA* 突变患者的临床治疗。就目前几个临床试验结果来看，对于 *BRCA* 突变的铂敏感复发患者，奥拉帕利单药治疗显著提高了患者的客观缓解率；而对于 *BRCA* 野生型的铂敏感复发患者，奥拉帕利单药也不劣于含铂方案联合化疗；对于铂耐药患者，奥拉帕利是第一个在耐药复发卵巢癌治疗中表现出临床疗效的 PARP 抑制剂。

目前，PARP 抑制剂联合抗血管生成抑制剂或联合免疫治疗在复发卵巢癌治疗中的探索都在如火如荼般进行。希望 PARP 抑制剂能寻找到合适的搭档，联合用于治疗复发性卵巢癌，继续扩大 PARP 抑制剂的适应证。

（二）贝伐珠单抗在卵巢癌治疗中的应用

1. 贝伐珠单抗属于哪类靶向药物

基于阻断肿瘤血管生成机制研发出的靶向 VEGF、VEGFR 和其他相关分子的药物，统称为抗血管生成药物，可分为 4 大类：大分子单抗类药物、竞争性受体类药物、受体酪氨酸激酶小分子抑制剂以及非受体酪氨酸激酶抑制剂类小分子药物。贝伐珠单抗属于抗血管生成的人源化单克隆抗体，靶向拮抗肿瘤细胞分泌的血管内皮细胞生长因子，从而抑制肿瘤新生血管的生长，阻断肿瘤的营养供应，达到治疗目的。其受体 VEGFR 基因的状态并不影响药物疗效，因此不需要对其靶点基因进行检测。

贝伐珠单抗是首个抗血管生成单抗靶向药物，在卵巢癌的初始治疗、维持治疗和复发后治疗中均已广泛应用多年，经久不衰。

2. 卵巢癌一线治疗应用贝伐珠单抗的指征是什么

2011 年，贝伐珠单抗被欧盟批准用于卵巢癌的一线治疗，在随后的 2012 年，被欧盟批准用于首次复发铂敏感卵巢癌的治疗，2014 年，进一步被批准用于铂耐药复发性卵巢癌的治疗。2016 年，美国 FDA 批准贝伐珠单抗用于治疗铂敏感复发性卵巢上皮性癌、输卵管癌和原发性腹膜癌的治疗，2018 年，又进一步批准其用于晚期卵巢癌的一线治疗。经典的 ICON7 及 GOG018 研究告诉我们，贝伐珠单抗用于一线维持治疗可使患者获益，但获益有限，一方面没有基因状态限制，另一方面还有手术不满意减瘤患者，都可能导致贝伐珠单抗的效果打折扣。因此具有高复发风险（Ⅳ期、未行手术、手术未达 R0 的Ⅲ期）的晚期卵巢癌患者术后可联合贝伐珠单抗进行初始治疗，达到缓解后给予序贯贝伐珠单抗维持治疗。2020 年，NCCN 指南对一线维持治疗做了重要更新，其中由于 PARP 抑制剂的显著优势，对于初治高危使用了贝伐珠单抗且为 *BRCA* 突变的患者，一线治疗缓解后，推荐贝伐珠单抗联合奥拉帕利进行维持治疗。PAOLA-1 研究在 SOLO-1 研究的基础上，将入组患者群体扩大到新诊断后接受含铂化疗+贝伐珠单抗一线治疗的所有患者，评估奥拉帕利联合贝伐珠单抗，对比贝伐珠单抗单药在卵巢癌一线维持治疗中的疗效和安全性。结果提示奥拉帕利联合贝伐珠单抗较单药贝伐珠单抗维持，可提高全人群 PFS 获益，亚组分析看到对于体细胞 *BRCA* 突变 PFS 获益显著，疾病进展风险降低 70%。另外，按 HRD 分层，奥拉帕利联合贝伐珠单抗可使 HRD 阳性 PFS 获益最长，而对于 HRD 阴性双药联合没有获益。

我们知道，在高级别浆液性卵巢癌患者中将近50%携带 HRD，因此，PAOLA-1 研究的另一个特点就是将奥拉帕利联合贝伐珠单抗一线维持治疗适应证由 *BRCA* 突变扩大到了 HRD。但是目前 HRD 检测还不成熟，很多国家都没法开展 HRD 检测，所以 NCCN 指南仅推荐了对于联合贝伐珠单抗化疗患者有 *BRCA* 突变，维持治疗选择奥拉帕利+贝伐珠单抗。

3. 贝伐珠单抗适合维持治疗吗

贝伐珠单抗是抗血管生成的主要维持治疗药物，其循证依据是 2 项重要的研究——GOG-0218 和 ICON7 研究，但在 2 项研究中患者的无进展生存（PFS）获益并不多，只有3~4 个月，且总生存时间（OS）没有显著差异。此外，贝伐珠单抗需要静脉使用，有一定的副作用，部分患者无法耐受。因此，贝伐珠单抗在一线维持中应用较少。贝伐珠单抗用于复发性卵巢癌维持治疗的研究主要是 OCEANS 和 GOG-213，也观察到3~4 个月的 PFS 延长，但总体 OS 亦无改善。

总体而言，临床上二线维持治疗的应用多于一线，但都相对较少，因为研究中并未观察到 OS 获益，且患者需要承受较长时间的治疗。目前在临床上，贝伐珠单抗更倾向于用于肿瘤需要迅速控制、瘤体负荷较大或伴大量腹水的患者。目前中国使用的维持治疗药物 PARP 抑制剂大都来自临床试验。有些患者使用奥拉帕利作为后线挽救治疗，但维持治疗的数据大多来自临床研究。

4. 卵巢癌复发后推荐使用贝伐珠单抗吗

贝伐珠单抗是卵巢癌治疗中非常好用的一把"宝剑"。特别是当常规化疗效果不够理想的时候，加用贝伐珠单抗后或可有意外之喜。临床上，贝伐珠单抗常与化疗药物搭配使用，也可与其他靶向药物如 PARP 抑制剂或免疫检查点抑制剂等联合应用。在铂敏感复发卵巢癌的治疗中，化疗联合贝伐珠单抗的疗效要显著优于单纯化疗，对于铂敏感复发卵巢癌可以考虑治疗时与化疗联合使用，缓解后用贝伐珠单抗继续维持治疗。对于铂耐药复发的卵巢癌，非铂单药联合贝伐珠单抗的效果也比单纯化疗显著提升。因此对于复发性卵巢癌的治疗阶段，贝伐珠单抗的意义要高于 PARP 抑制剂。

5. 贝伐珠单抗有哪几种给药方式

贝伐珠单抗最主要的给药方式是静脉注射，推荐剂量为 15mg/kg 或 7.5mg/kg，每 3 周 1 次。贝伐珠单抗对于控制胸腔积液和腹水效果良好，合并胸腔积液和腹水的患者也通过胸腔或腹腔注射给药，推荐剂量为 5mg/kg。当怀疑有肠梗阻、血性胸腔积液和腹水等情况时，需要慎重局部贝伐珠单抗给药。

（1）接受贝伐珠单抗治疗期间需要注意什么

在贝伐珠单抗使用过程中，一旦出现并发症，往往比较严重，如肠瘘或血栓形成等。因此，在接受贝伐珠单抗治疗过程中，需要密切监测血压、尿蛋白、肝肾功能，特别关注腹部症状及体征，保持排便顺畅。如果在用药期间发生显著血压升高，或高血压危象，治疗停止后仍需要规律监测血压并到心内科门诊随诊。尿蛋白若≥2g/24h，需推迟抗血管生成药物治疗，直至尿蛋白水平恢复到<2g/24h；每次抗血管生成药物给药前 48 小时内，应进行尿蛋白检查，如果尿蛋白 2+，就需要进一步做 24 小时尿蛋白定量测定。另外，贝伐珠单抗配液也有需要注意的事项：不能将贝伐珠单抗输注液与葡萄糖溶液混合；配制时，需用 0.9% 的氯化钠溶液稀释到需要的给药容积；禁止冷冻储存，禁止摇动。应避光，2~8℃在原包装中储存和运输；在 2~30℃条件下，0.9% 的氯化钠溶液中，贝伐珠单抗稳定性可以保持 48 小时。

（2）贝伐珠单抗有哪些副作用

贝伐珠单抗最常见的四大不良反应为高血压、蛋白尿、出血和血栓栓塞。请大家牢记这4类常见副作用，在随诊过程中需要严密观察。既往合并高血压的患者需要调整降压药，将血压更严格地控制在平稳状态。治疗期间出现蛋白尿的患者，需首先留取清洁中段尿复查避免标本污染，若尿蛋白持续2+或以上，需要进一步排查肾脏问题，并且需要警惕尿蛋白漏出增多导致的低蛋白血症或水肿。

（3）什么情况禁止使用贝伐珠单抗

当出现以下情况时，需要停止使用贝伐珠单抗：①胃肠道穿孔；②需要干预的伤口裂开或愈合不良；③重度出血；④动静脉血栓形成；⑤高血压危象或高血压脑病；⑥肾病综合征。发生胃肠道穿孔的患者，应该永久性地停用贝伐珠单抗。

还有一些情况需要暂停贝伐珠单抗的使用，包括：①择期手术前4~6周；②药物控制不佳的重度高血压，血压超过160/110mmHg；③中度蛋白尿，需要进一步评估；④重度输液反应。

当发生了气管食管瘘或任何一种4级瘘时，应该永久性停用贝伐珠单抗。

当存在与肿瘤有关的出血时，贝伐珠单抗治疗会增加患者的出血风险。在贝伐珠单抗治疗过程中发生了3或4级出血的患者，应永久性地停用贝伐珠单抗。有研究发现，在接受贝伐珠单抗治疗中发生了静脉血栓的患者，当贝伐珠单抗治疗同时采用全量华法林抗凝治疗时，3或4级出血的发生率没有出现增高。

（4）贝伐珠单抗可以报销吗

不论国产或进口的贝伐珠单抗都没有妇科肿瘤的报销指征。目前临床上贝伐珠单抗均为自费使用。但随着国家对药品价格不断调整，现在贝伐珠单抗价格较过去有大幅下降，能惠泽更多的患者。

6. 临床上可选择的其他抗血管生成靶向药有哪些

贝伐珠单抗是最经典的抗血管生成靶向药物，但由于静脉输液的给药途径仍然不够便捷，相同作用机制的抗血管生成小分子酪氨酸激酶抑制剂如阿帕替尼、乐伐替尼是口服剂型，受到部分患者青睐，也是目前临床上治疗复发卵巢癌可选择的药物，但还没有获批卵巢癌的适应证，相关的临床试验还在进行中。患者可以查询相关临床试验信息，积极参与临床试验，获得新药使用机会。

（舒桐）

八、卵巢癌复发

········· （一）卵巢癌复发是个大概率事件 ·········

1. 卵巢癌患者一定会复发吗，大多数卵巢癌患者复发的时间

卵巢癌最常见、预后最差的一类肿瘤是卵巢上皮性癌，手术联合化疗和靶向治疗可以使80%的患者达到缓解。但即使完全缓解，患者仍有70%可能复发，平均复发时间为16~18个月。

不同类型的卵巢生殖细胞肿瘤预后差别很大。恶性生殖细胞肿瘤的复发与初始治疗用药不规范、不足量、不及时有关。复发肿瘤多属于难治性肿瘤。对于恶性生殖细胞肿瘤，只要采取规范性手术治疗，包括手术切除肿瘤、手术分期、术后规范化疗，可争取90%~100%持续缓解。

在恶性卵巢性索间质肿瘤中，颗粒细胞瘤最常见，诊断时多是早期，预后良好，多是发生晚期复发（如30年后发生复发），所以患者需要长期终身随访。

卵巢交界性肿瘤是处于良性和恶性之间的一类肿瘤，对化疗不敏感，如果无浸润性种植，术后不需化疗。有浸润性种植按高级别、低级别浆液性上皮性肿瘤分别处理，复发率也有所不同。

2. 卵巢癌复发的相关危险因素

卵巢癌复发和多种因素相关，如肿瘤分期、组织学类型、化疗药物的选择、术后病灶残留情况，患者的基础疾病、身体情况等。下面分别予以介绍。

（1）肿瘤分期：早期卵巢癌的5年生存率明显高于晚期卵巢癌患者，80%的晚期卵巢上皮性癌患者在停止治疗后1~2年内复发，复发概率高于早期，复发时间也明显缩短。

（2）肿瘤的组织学类型：卵巢癌病理类型不同、分化程度不同，复发率也各不相同。最困扰患者和家属的是病理报告写的"高级别肿瘤""高分化肿瘤"，这两个表述虽然相似，但其实有天壤之别。大家只需要记住，"级别"越高的肿瘤，

恶性程度越高，报告中可能用"高级别"或"G3"表述。"高分化肿瘤"指的是肿瘤细胞的分化程度，分化程度越高的肿瘤细胞越接近正常细胞，所以，"高分化"要好于"中分化"，更好于"低分化"。

交界性肿瘤是介于良性和恶性肿瘤之间的肿瘤，其中28%~30%会复发，5年生存率为90%~100%。浆液性交界性肿瘤的复发多为晚期复发，多数交界性肿瘤再次复发仍是交界性肿瘤。黏液性交界性肿瘤很少复发。

一般来讲，恶性肿瘤中的上皮性肿瘤复发高于性索间质肿瘤，高于生殖细胞肿瘤。分化良好（高分化、低级别）肿瘤复发低于分化差（低分化、高级别）肿瘤。

（3）化疗方案的选择与复发：卵巢癌是对化疗敏感的疾病，原发耐药的患者少于20%。卵巢上皮性癌、恶性性索间质肿瘤初治的一线首选化疗方案是紫杉醇+卡铂的联合治疗。根据分期和组织学类型，恶性生殖细胞肿瘤如需化疗，首选博来霉素+依托泊苷+顺铂方案。如果患者能如期、足疗程完成化疗，有利于延长复发时间。

（4）术后残留病灶：手术对于卵巢癌的治疗极其重要。尤其是初次手术，患者一定要选择肿瘤专科或三甲医院的妇科肿瘤科就诊。有经验的手术医生团队能对手术及治疗进行整体规划，有利于减少术中残留，达到R0（无肉眼残留病灶）切除，这对于延长复发极为重要。

（5）患者一般情况：患者身体基础情况与复发、生存情况显著相关。恶性肿瘤是消耗性疾病，70%卵巢上皮性癌发现即是晚期，患者症状为大量腹水、体重下降。年老的、有基础疾病的患者对治疗的耐受力降低，整体生存率低于同期患者。

3. 保留生育功能的手术会增加复发概率吗

卵巢恶性肿瘤是妇科恶性肿瘤中病死率最高的一类肿瘤，不同病理类型预后差异很大。是否能行保留生育功能的手术取决于患者年龄、病理类型及分期。早期患者或者低风险恶性肿瘤（早期卵巢上皮性癌、低度恶性潜能肿瘤、生殖细胞肿瘤或早期恶性性索间质细胞瘤）患者可行保留生育功能手术，即行单侧附件切除术或双侧附件切除术，保留子宫。

（1）卵巢上皮性癌：上皮性癌很少发生于育龄期妇女，只有7%~8%的Ⅰ期发生于35岁以下。保留生育功能治疗应持谨慎态度，必须经过严格选择，充分交代利弊、风险。对于希望保留生育功能的年轻患者，需要术中充分探查，ⅠA 期可行患侧附件切除+全面分期手术；ⅠB 期可行双侧附件切除（保留子宫）+全面分期手术。

1999—2003 年，北京协和医院确诊为Ⅰ期的卵巢上皮性癌共 108 例，其中 52 例接受了保留生育功能的手术，随访数据显示，接受保留生育功能手术的患者 5 年生存率为 97.3%，其预后并无显著性差异。但是对于早期透明细胞癌以及处于ⅠA 期 G3 级肿瘤是否保留生育功能仍存在争议。

（2）卵巢恶性生殖细胞肿瘤：早期恶性卵巢生殖细胞肿瘤的治愈率接近 100%，晚期至少为 75%。

恶性生殖细胞肿瘤患者多年龄较小，部分患者为儿童或青春期青年，有生育要求，术中探查子宫和对侧附件正常，可行保留生育功能的全面分期手术，儿童和青春期患者的手术范围和成人不同，早期患者不需切除淋巴结，大网膜仅需活检。土耳其的一项研究表明，在Ⅰ及Ⅱ期的卵巢恶性生殖细胞肿瘤患者中，手术类型（保留生育功能手术与根治性手术）和是否行淋巴结切除术对卵巢生殖细胞肿瘤的术后复发无显著影响，复发间隔时间与手术结果（是否完全切除）和肿瘤类型有关。接受保留生育功能手术患者 5 年无瘤生存率为 94.3%，而根治性手术组为 92.3%，保留生育功能的手术没有增加患者复发的可能性。Ⅱ~Ⅳ期卵巢恶性生殖细胞肿瘤患者，切除或保留子宫也与患者术后的生存率无关（5 年生存率分别为 87.1% 和 94.4%）。

（3）卵巢恶性性索间质肿瘤：其实，这种肿瘤很少见，其中以颗粒细胞瘤最常见。患者诊断时多处于早期，预后较好。希望保留生育功能、肿瘤局限于卵巢者可行保留生育功能的全面分期手术（可不切除淋巴结），完成生育可后考虑接受根治性手术。

（4）交界性肿瘤：卵巢交界性肿瘤是介于良性和恶性肿瘤之间的一类肿瘤，有其特殊的属性。发生率占所有卵巢肿瘤的 10%~15%，超过 50% 发生于 40 岁以下的女性。其中 70% 是Ⅰ期病变，即使是晚期发现的卵巢交界性肿瘤，仍能有良好的预后。既往研究表明，卵巢交界性肿瘤患者 5 年、10 年生存率分别为 95%、93%。在这些患者中，仅有 5.0%~8.0% 复发，仅 2.0% 进展为侵袭性卵巢癌。因此，对于有生育要求的育龄患者，保留生育功能的手术是首选。

早期卵巢交界性肿瘤术后对治疗不孕的药物能耐受，但对卵巢交界性肿瘤晚期患者实施保留生育功能手术后，使用治疗不孕药物应予警惕，若双侧卵巢受累范围大，技术上无法施行保留卵巢手术，可术前完成胚胎冷冻、卵子冷冻、卵巢组织冷冻，或妊娠使用供卵等，患者需要术前咨询生殖专家。

4. 什么治疗可以延缓复发

目前推荐初始治疗达到完全缓解或部分缓解的卵巢上皮性癌患者进行维持治疗，即一线维持治疗。维持治疗的目的是在前期治疗取得较好疗效的基础上维持和巩固已有的效果、推迟复发。用于一线维持治疗的药物，推荐多腺苷二磷酸核糖聚合酶抑制剂（PARP 抑制剂），如奥拉帕利、尼拉帕利、卢卡帕利，抗血管生成药物如贝伐珠单抗。

贝伐珠单抗维持治疗可使患者无进展生存期延长 2~4 个月。推荐在初始治疗中加用贝伐珠单抗的患者，在化疗结束后继续贝伐珠单抗的维持治疗。只有高复发风险患者使用贝伐珠单抗才有无疾病进展期获益。给药方式为：贝伐珠单抗 7.5~15.0mg/kg 维持治疗，每 3 周给药 1 次，12~16 个周期或直至疾病进展。对于 *BRCA* 基因突变患者，贝伐珠单抗联合奥拉帕利治疗使患者中位无疾病生存期延长 15.5 个月，复发或死亡风险降低 69%。

奥拉帕利可用于 *BRCA* 基因突变的Ⅱ~Ⅳ期卵巢上皮性癌患者的维持治疗。尼拉帕利用于晚期卵巢上皮性癌的维持治疗。SOLO1 研究显示奥拉帕利维持治疗和安慰剂组相比，*BRCA* 基因突变的患者 3 年无进展生存率提高 1 倍，降低疾病进展和死亡风险达 70%。

另一项有关尼拉帕利维持治疗的 PRIMA 研究结果显示，与安慰剂组相比，*BRCA1*、*BRCA2* 基因突变者的维持治疗，复发或死亡风险降低 60%。对于没有 *BRCA* 突变的患者，如有同源重组缺陷（HRD）且无 *BRCA* 突变患者，中位无进展生存期为 19.6 个月，安慰剂组为 8.2 个月，疾病进展或死亡风险降低 50%；HRD 阴性患者，中位无进展生存期为 8.1 个月，安慰剂组为 5.4 个月，疾病进展或死亡风险降低 32%。非 *BRCA1*、*BRCA2* 突变患者也可从尼拉帕利的维持治疗中获益，但获益程度不如 *BRCA1*、*BRCA2* 突变携带者。

在奥拉帕利和卢卡帕利治疗期间，应避免食用含有 CYP3A 抑制剂的食物，如西柚或西柚汁、酸橙或酸橙汁。咖啡因会降低奥拉帕利和卢卡帕利的血药浓度，也有可能会影响药物疗效。

5. 卵巢癌 5 年后是不是就可以高枕无忧了

卵巢上皮性癌多数复发在 2 年内，临床上也能见到少部分患者十几年无复发。恶性生殖细胞肿瘤、性索间质肿瘤、交界性肿瘤多预后良好，有晚期复发可能，如卵巢交界性肿瘤，多为晚期复发。所以恶性肿瘤患者应该终身随访，即使超过 5 年，也应定期复查。

6. 随访期哪些症状需要特别引起注意

在结束治疗后的随诊期，患者应注意关注身体变化，如是否出现阴道排液、阴道出血、腹胀、排气异常、排便异常、体重减轻等，极少数患者如果出现脑转移，可能出现头痛、视觉异常、失语、性格改变或精细动作异常等症状。

当出现上述症状、体征时，患者应提高警惕，及时就诊，但不需过于焦虑，因为一些症状的发现和治疗后的合并症有时是重叠的，单纯从症状上无法区分，需要医生根据个体情况、结合辅助检查及病史鉴别诊断，患者能做的就是注意观察，及时就诊。

7. 发现有复发迹象，是不是需要马上治疗

卵巢癌结束治疗后需要定期随访，从 CA125 升高到出现临床复发征象的中位时间是 2~6 个月。作为慢性病治疗管理，现有的数据显示，生化复发后立即进行治疗并无生存获益，他莫昔芬和其他激素类药物都可作为推迟治疗期间可接受的治疗方式。

8. 复发后需要再次进行基因检测吗

对于卵巢癌的基因检测，目前国内外指南均建议在初次确诊时进行。同时需要血液样本与组织样本相互验证来明确是 *BRCA* 基因胚系突变或是体细胞突变。基因检测有助于判断预后、制订个体化治疗方案。由于部分复发患者无法取得复发时的肿瘤组织样本，因此建议初诊时即留取组织样本进行基因检测，明确基因突变状态。

如果是透明细胞、子宫内膜样或黏液性卵巢癌者，应进行组织标本的错配修复缺陷（mismatch repair deficiency，dMMR）的肿瘤检测，其他组织学类型的卵巢上皮性癌也可进行 dMMR 检测。对于初治组织无法进行检测者，如复发性卵巢

癌患者，也可使用复发组织进行 dMMR 检测，这些检测结果对于患者下一步治疗的决策可能起到重要作用。

如果卵巢上皮性癌患者在确诊时未进行胚系检测，应尽快接受胚系基因检测。对于没有携带胚系致病或可能致病性 *BRCA1*、*BRCA2* 突变者，应提供针对 *BRCA1* 和 *BRCA2* 致病或可能致病性突变的体系肿瘤检测。已经完成初始治疗并正处于观察期的女性，可以在复发时再进行 *BRCA1* 和 *BRCA2* 致病或可能致病性突变的体系肿瘤检测。对于已进行体系检测的患者，重复性肿瘤检测在治疗决策方面目前没有显示出任何作用。*BRCA* 胚系突变患者，复发后可能出现二次突变，导致同源重组缺陷的恢复，预示患者可能出现 PARP 抑制剂的耐药复发。

需要强调的是，卵巢上皮性癌的治疗，是一个快速发展的领域。目前的建议都是基于现有的技术和证据，相信随着技术的发展和研究的深入，相关建议也将随之更新。

9. 复发后需要注意什么

（1）保持乐观态度：肿瘤患者容易出现焦虑情绪，尤其是发现肿瘤标志物升高时，患者心理负担会更重，生活质量下降。患者越担心，所承受的压力就越大。临床实践表明，凡是对化疗心存疑虑、惶恐不安、担惊受怕的人，在化疗中出现的药物不良反应往往较重。而情绪稳定的患者的反应则轻得多。因此，必要时可介入心理治疗，有助于患者稳定情绪、改善睡眠，减轻不良反应，取得更好的疗效。

（2）营养支持治疗：复发患者如果未出现临床症状，无消化道症状，饮食无特殊。在饮食上宜食用富有营养、易于消化的食物，忌油腻、难消化的食物，胃口差的患者可少食多餐。注意饮食均衡，需要摄入一定比例的谷物、肉、蛋、奶、水果。选择谷物时应做到粗粮、精细谷物搭配。应多进食新鲜水果、蔬菜。尽量避免腌制食物。坚果类可以提供优质蛋白质和必需的脂肪酸，是膳食的有益补充。

多次复发或出现胃肠道症状，不能进食的患者需要进行营养治疗。如果患者体重指数 $<20.5 kg/m^2$，3 个月内体重减轻 >5%，食物摄入减少，并且病情严重，就需要进行营养评估（nutritional risk screening，NRS）。如果出现胃肠道症状，不能进食或不能持续进食，即使尚未出现明显营养不良，营养治疗也是被推荐应用的。

复发患者需要进行再次手术治疗者，术前需要慎重评估。临床上高达 20%

的晚期卵巢癌患者出现营养不良。术前营养不良和血清白蛋白水平低与术后并发症发生率、死亡率升高明显相关。术前 7~14 天改善术前营养状态，可显著改善结果。欧洲重症营养指南（ESPEN）提出，严重营养不良，即过去 6 个月体重减轻 >15%，体重指数 <18.5kg/m^2，白蛋白 <30g/L。严重营养不良的患者，应在术前优化，并最好在术后进行肠内营养。当肠内营养不足以补充时，可采用肠外营养补充。

（3）其他注意事项：很多患者初次治疗时的手术范围包括盆腔及腹主动脉旁淋巴结切除，术后可能会出现下肢水肿。下肢水肿在术后的发生率文献报道差异很大，范围在 21.8%~40.8%，剔除淋巴结的数量和下肢水肿的发生率明显相关，75% 的下肢水肿发生在术后 1 年内，且随时间增长，发生率逐年递增，目前尚无有效降低其发生率的方法。有些患者复发病灶可能会因肿物压迫引起下肢水肿，需要注意观察下肢变化情况，进行超声检查除外下肢血栓形成；患者应合理应用弹力绷带或弹力袜；预防下肢皮肤感染；避免下肢创伤；保持皮肤清洁；避免长时间保持坐位或站立，避免远距离旅行，如果必须进行长距离旅行，酌情使用弹力绷带或弹力袜等预防加压措施。总之，患者需要更加注意保护下肢，保持下肢皮肤的完整性，预防感染，减少对淋巴系统和静脉血管的损伤，从而减少淋巴水肿。

另外，患者应做到合理膳食，注意饮食卫生，保持大、小便通畅。如果出现不明原因腹泻、便血、停止排气、停止排便症状，要提高警惕，并及时门诊就诊。

10. 能吃中药治疗肿瘤吗

中医治疗疾病最大的一个特点是整体调节，平衡身体的阴阳和脏器的功能。在肿瘤的综合治疗中，中医配合治疗可以起到很重要的辅助作用。但是何时介入治疗，如何明确治疗，这个尺度需要巧妙把握，需要向中医院专业的肿瘤医生咨询。

在门诊，有一些患者恐惧化疗，询问是否可以用中药治疗替代化疗。化疗和中药治疗方法完全不同，药物特点也不一样。化疗是直接针对肿瘤的，特别是针对卵巢癌的初次治疗，是能有效延长复发时间的积极的抗肿瘤治疗。中药虽然可能副作用小一些，但是没有更多的数据来支持中药可以起到这样的降低肿瘤复发转移的作用，不能盲目地为了减轻痛苦而放弃有效治疗，更不能试图用中药治疗替代化疗。

对于肿瘤治疗，中医治疗更多的是辅助作用。除非是有经验的医生开取减轻放化疗副作用的药物，可在患者能接受的程度服用，笔者个人不建议在化疗期间口服大量中药，尤其如果因此影响患者进食，就更不可取。建议最好在术后完全恢复，不需要补充治疗时，进行以调理身体为目的中药治疗。可通过激发、增强或恢复机体的特异性或非特异性的免疫效应机制来增强机体的防御功能。

肿瘤患者的终末期，在多种药物耐药，无有效治疗的情形下，中药的姑息治疗目标，更多是提高生存质量，延长带瘤生存期。中医中药能帮助这一部分患者缓解症状，减轻痛苦，提高生活质量。

（二）卵巢癌复发是如何诊断的，有关复发诊断，有什么是需要了解的

1. 卵巢癌复发的几种类型和一些相关定义

有几种有关复发的定义，和治疗决策有很大关系，在临床上医生经常说，但患者听起来却很陌生。在这里有必要介绍一下。

对于卵巢上皮性癌复发的分类，主要依据患者对初始含铂化疗的响应以及无铂间期（PFI）的长短来界定。将复发卵巢上皮性癌分为铂敏感复发、铂耐药复发和铂难治3类。对初次以铂类药物为基础的治疗有反应，且达到临床缓解，停用化疗6个月以上出现进展或复发，称为铂敏感复发；停用化疗6个月以内出现的进展或复发，称为铂耐药复发。对于初次以铂类药物为基础的化疗无反应，如化疗期间肿瘤稳定或进展，或治疗有效但在化疗后4周内进展者定义为铂难治。

2. 如何诊断复发

对于卵巢癌，有关复发的症状可能是非特异的，尤其需要反复强调定期复查。所以当持续或反复出现同一种症状，患者应当提高警惕，并且及时就诊除外复发。卵巢癌复发的治疗不同于其他肿瘤，不一定诊断复发后立即开始治疗，应在医生指导下进行病情监测，由医生决定复发性卵巢癌的治疗时机，如果忽视随诊导致忽略性病情进展，将使得再次治疗更加棘手，对于长期生存也是极为不利的。

复发性卵巢癌的诊断：患者在前次肿瘤治疗达到缓解后，如果出现肿瘤标志物的升高，不明原因的肠梗阻、胸腔积液和腹水，影像学发现肿物或查体发现肿块，符合这几种情况中的 2 项，应该考虑出现卵巢癌的复发。但是复发后的病理诊断仍然是确诊的"金标准"。如果仅仅出现肿瘤标志物（如 CA125）的升高，无影像学肿瘤复发的证据，称为生化复发。如仅仅影像学怀疑复发，但肿瘤标志物正常，则称为影像学复发。只有同时存在肿瘤标志物的升高和影像学证据，才称为临床复发。从生化复发至临床复发的中位时间为 2~6 个月。对于生化复发的患者，可选择推迟到临床复发再治疗，或立即治疗，或参加临床试验。因为现有证据显示，生化复发后立即按复发进行治疗并无生存获益，所以对于多数患者，医生选择延迟治疗至临床复发，在观察期间可使用内分泌治疗，也可密切随诊。

3. 诊断复发的影像学检查选择哪种更合适

卵巢癌最常见的复发位置在盆腹腔，常规随诊过程，盆腹腔超声检查可作为首选影像学检查。如果肿瘤标志物升高，超声未见明显病症，可进一步做 CT、MRI 或 PET/CT。与超声相比，MRI 和 CT 对腹膜转移的检出率更高，监测卵巢癌术后复发的阳性预测率为 72.0%~93.0%。MRI 对软组织分辨率高，易于显示阴道残端的复发灶；常常蠕动的网膜、胃肠等脏器，在检查时可能因移动产生伪影，因此 MRI 不如 CT 清晰。PET/CT 近年来在临床诊断中应用较为广泛，是一种将 CT 与 PET 融为一体而形成的影像学检测方法。所以，PET/CT 检查兼具以上 2 种设备的优点，对于监测复发来说，比单纯 CT 检查灵敏度更高。

4. 复发诊断一定需要病理吗，再次取病理可以做什么

卵巢癌的复发绝大多数依据影像检查、肿瘤标志物和症状可诊断，但是病理诊断仍然是"金标准"。再次病理检查不仅可以明确诊断，如果初治时未进行过基因检查，患者可以对肿瘤组织做新采样，进行基因检测及 dMMR 检查，为下一步治疗做准备。一些罕见肿瘤复发治疗缺乏大量临床试验数据，如癌肉瘤（MMMT）、透明细胞癌、黏液性癌、低级别子宫内膜样癌、低级别浆液性癌、交界性上皮性肿瘤、恶性性索间质肿瘤和恶性生殖细胞肿瘤等。由于病例数少，治疗方法不成熟，开展临床试验非常重要。进行肿瘤分子检测，可能有助于指导治疗。

（三）卵巢上皮性癌复发后，如何进行治疗选择

关于复发性卵巢上皮性癌的治疗方式选择，最关键的因素是复发模式。晚期复发性卵巢上皮性癌患者以弥漫性腹膜转移为主，这种复发模式约占 62.1%，而单个病灶复发和多个结节复发的概率分别为 9.9% 和 26.7%。约有 12.4% 的患者复发转移在淋巴结，但是罕见存在孤立淋巴结的复发。有研究分析显示，卵巢癌复发类型也是影响复发后生存的重要因素之一。

1. **复发后应该进行手术治疗吗，手术能解决什么问题，有什么风险**

复发卵巢上皮性癌能否手术是治疗中首先考虑的问题，也是患者最想知道的问题。对于复发后的手术治疗，有 2 种目的，一是减瘤手术，目的是延长生存期，一是姑息性手术，目的是改善生活质量，以下将分别介绍。

（1）什么是卵巢癌再次肿瘤细胞减灭术，手术范围是什么

卵巢癌再次肿瘤细胞减灭术（又称"二次肿瘤细胞减灭术"）是以手术治疗为目的，以达到 R0（无肉眼残留病灶）切除为目标的手术，对于长期无疾病进展及总生存期有明显帮助。多项研究显示，对于复发性卵巢上皮性癌患者，如果进行再次肿瘤细胞减灭术，R0 切除才能达到改善生存的目的。

再次肿瘤细胞减灭术无固定术式，简而言之就是针对术前影像学可见肿瘤的定位做仔细探查，除了术前定位的切除目标，也要重视全腹探查，手术的最终目标是尽可能切除肉眼可见肿瘤，以此为基础，尽量保持脏器功能完整。

（2）什么患者适合进行再次肿瘤细胞减灭术

近年来，随着抗血管生成药物、PARP 抑制剂、免疫检查点抑制剂等多种新型药物治疗的飞速发展，从整体人群来讲，似乎患者复发后的手术治疗效果在逐步弱化。其实，如果正确选择适合的患者进行手术治疗，再次行肿瘤细胞减灭术会使这部分患者得到长期生存获益。经过多年研究，中国和德国的试验数据给了我们很多提示。

德国的 DESKTOP 系列研究是探讨再次肿瘤细胞减灭术价值的临床试验，首先，试验确定了再次手术只有达到"R0 切除（无肉眼残留病灶）"，患者总生存期才能获益。同时建立 AGO 评分模型，得出结论，只有术前评估达到 AGO 评分阳性（ECOG 评分 0 分，腹水<500ml，初次手术达到 R0 切除）的患者才更容易达到 R0 切除。然后进行前瞻性研究，进一步验证 AGO 评分的预测准确性。进而进

行前瞻性、多中心、随机对照III期临床试验，进一步评价对于首次铂敏感复发卵巢上皮性癌患者且 AGO 阳性，进行再次肿瘤细胞减灭术的意义。2020 年，数据更新结果显示，与非手术组相比，手术组无进展生存期延长 4.4 个月，总生存期延长 7.7 个月；手术组中 R0 切除和非 R0 切除相比，生存期延长 33.1 个月。手术并发症情况与晚期卵巢癌的初次手术相似。

2011 年，中国开展了有关再次肿瘤细胞减灭术的回顾性研究（SOC 研究），建立了自己的评分系统——iMODEL 评分。FIGO 分期、初次肿瘤细胞减灭术后残留病灶大小、无化疗间期、ECOG、CA125 以及腹水与能否达到 R0 切除密切相关。iMODEL 评分≤4.7 为阳性（手术低风险），>4.7 为阴性（手术高风险）；评分阳性者 R0 切除率更高。其中，影像学评估使用 PET/CT。2020 年公布了国内的III期多中心、随机对照临床试验结果：较之非手术组，手术组无疾病进展期显著延长（17.4 个月 vs 11.9 个月）。手术组中 R0 切除者相比不行手术治疗患者的无疾病进展期有明显延长（不手术组 11.9 个月 vs R0 切除 19.2 个月）。

当然，复发患者进行手术治疗，除了需要通过严格的筛选标准找到适合人群，也需要由有经验的肿瘤专科医生的治疗团队进行手术。手术的目标是 R0 切除。NCCN 指南中推荐对于铂敏感复发（完成初始化疗后 6 个月以上影像学和/或临床复发）、孤立病灶（或局限性灶）适合手术。

对于铂耐药的卵巢癌患者，目前尚未有临床研究证实再次肿瘤细胞减灭术能提高生存。指南中对于这部分患者也不推荐进行再次肿瘤细胞减灭术，而是直接选择参加临床试验和/或最佳支持治疗和/或复发治疗（化疗/靶向/激素/免疫治疗）。

（3）再次行肿瘤细胞减灭术会有肠造口、膀胱造口吗，能自己做到日常护理吗，造口后还能正常生活吗，有什么注意事项

由于复发肿瘤侵犯部位不同，手术范围也不尽相同。术中可能进行肠修补，肠切除吻合，甚至肠造口。术中的肠造口基本都是永久性的肠造口，常见的是结肠造口和小肠造口。也就是将结肠或小肠提至腹壁，作为肠内容物的出口，建立粪便新的排出通道。造口肠壁和肛门不同，无括约肌和神经感应，无法感知便意，无法控制排便、排气。如果是结肠造口，排泄物呈固态，和正常人相似，排泄行为较规律。如果是小肠造口，排泄物为流质且持续排出，排泄物对皮肤的腐蚀性更强，需要更加注意保护皮肤。绝大多数患者通过学习，是可以自己更换造口袋，进行日常护理的。对于以 R0 切除为主要目的的手术，笔者认为进行肠造口是可接

受的。在肠造口术后，患者会有一定时间的学习、适应过程，这和换取的长期生存相比，是非常值得的。

横结肠造口通常在术后 3~4 天排泄，结肠和乙状结肠造口在术后 5 天左右有柔软或成形大便。回肠造口一般术后 48~72 小时开始排泄。造口相关的护理物品有很多种，患者应选择适合自己的造口袋（一件式或两件式）、护肤粉、防漏膏、防漏条等。建议家属和患者到造口门诊学习如何更换造口袋，如何进行日常护理。

造口也可能有并发症出现，常见的是出血、水肿、缺血、皮肤黏膜分离、造口处肠管回缩、肠管脱垂、肉芽肿等。多数在术后早期可观察到，患者再次行肿瘤细胞减灭术后不会立即出现，在医院住院期间，医生会观察恢复情况，包括肠造口的伤口恢复情况。

离院后，患者需要注意造口皮肤的保护，避免增加腹压，早期使用造口专用腹带，减少造口疝的发生。术后恢复期造口患者饮食同正常人。注意平衡膳食，适当补充膳食纤维。不宜进食肠道刺激强的食物，如辛辣食物、生食、酒类等。减少进食产气多或易产生臭味的食物，如萝卜、洋葱、豆类、碳酸饮料、芝士、过量的肉类等。少吃或尽量不吃易造成阻塞的食物，如芹菜、韭菜、木耳、葡萄干等。如果术后恢复良好，切口愈合良好，正常活动不受影响，有造口的人可以进行淋浴或盆浴，可以游泳。对衣着无特殊要求，只要穿着柔软、宽松衣服即可，腰带不要压迫造口。避免剧烈运动，可根据自身情况选择力所能及的运动。正常生活和社交均不受影响。

行再次肿瘤细胞减灭术时，也可能因切除肿瘤需要，同时进行膀胱部分切除、吻合，输尿管切除、吻合。卵巢肿瘤一般少见侵犯下尿道。如果不能进行吻合，可能需要进行尿流改道，解决术后排尿问题。

（4）什么是姑息性手术，手术的意义是什么

姑息性手术的目的是缓解症状，改善生活质量，为下一步治疗提供支持。手术手段多样，简而言之，就是哪里有需要解决的问题，就在哪里进行手术或治疗。

胆道梗阻：如果复发肿瘤在上腹部，可能因为肿瘤压迫导致胆道梗阻，患者会出现皮肤黄染，也就是黄疸症状。如果不及时解决梗阻，会进一步影响肝脏功能，严重的会出现肝衰竭，影响患者下一步治疗（如化疗）。可以进行穿刺引流或是在狭窄部位放一个支架，去引流胆汁，解除梗阻。

肠梗阻：肠梗阻可能出现在上消化道或下消化道。上消化道梗阻可行胃肠减压、肠内支架，对于持续无法缓解的肠梗阻，有条件的情况可行肠造口缓解症状。

有关肠造口情况及术后注意事项同肿瘤细胞减灭术的肠造口。

膀胱造瘘：卵巢癌下尿路转移不常见，如果仅仅下尿道梗阻，可考虑行膀胱造瘘缓解排尿不通畅情况。膀胱造瘘后，改变了排尿路径。术后需要定期冲洗膀胱、更换造瘘管以预防感染和形成结石。

输尿管梗阻：根据梗阻部位，决定是否可以放置输尿管支架解决问题。放置输尿管支架后，每日需要多饮水，避免尿液出现结晶沉淀，因为结晶沉淀可能导致输尿管上附壁结石形成，造成拔管困难或拔管时输尿管损伤。放置输尿管支架后，正常尿液入膀胱后抗反流的机制消失。在憋尿状态下膀胱内的尿液，可通过输尿管支架管反流至输尿管，甚至肾脏，可引起腰痛或者肾盂肾炎。所以放置输尿管支架后不能长时间憋尿，要做到有尿意及时排尿。不要负重或做牵拉、拉伸动作，减少支架移位可能。不同材质的输尿管支架放置时间不同，需要遵医嘱定期前往医院复查，复查输尿管位置，按时间更换或拔除输尿管支架。如遗忘输尿管支架管，则可能会导致输尿管支架管管壁形成结石，从而造成拔除困难、拔除时输尿管撕裂损伤，或导致反复血尿、尿路感染等。

肾造瘘后，需要定时更换造瘘管，妥善固定引流管，避免牵拉、扭曲。密切观察引流情况，如无尿液流出，饮水后无改善，应及时就诊。无论平躺或站立，引流袋应低于造口处，以防止尿液逆流。一旦出现管道脱落，立即就诊。若造瘘管长时间脱落，按原路线重新置管的机会将减少。

2. 复发后的化疗如何选择

多数患者复发时病灶弥漫，不适合手术治疗，需要化疗。铂类药物能在化疗中起到非常重要的作用，以对铂类药物治疗的反应划分，可将卵巢癌分为铂敏感复发、铂耐药复发及铂难治卵巢癌。以下分别列出各种状态患者的化疗选择。

（1）铂敏感复发卵巢癌的化疗应如何选择

化疗方案的推荐随着新的临床数据更新而不断改变。医生应告知复发患者可参加临床试验。开展治疗前，应客观评估患者一般状况、重要器官的功能状态和既往化疗已导致的毒性反应。推荐所有复发或未控患者在开始治疗前进行肿瘤分子检测，具体内容已在"是否需要重新进行基因检测"部分详细介绍。患者也可考虑进行同源重组缺陷检测（目前国内尚无认证的权威机构进行检测）。医生也应告知患者既往使用过铂类药物者再次联合使用铂和任何骨髓毒性药物，其骨髓抑制发生率更高。化疗要注意监测血液毒性，必要时预防性使用长效粒细胞集落刺激因子；告知患者多次使用铂类药物，发生致命性过敏反应风险增加，千万不要因为以前使用过同样方案的化疗药物而掉以轻心，应由有处理过敏反应经验的医生在有条件提供必要医疗设备的医院进行，治疗过程中有不适症状及时反馈、及时处理。

2018年以前，首选化疗方案中包括铂类单药治疗，近年来，新的临床试验数据显示，无论是部分铂敏感还是完全铂敏感，首选化疗方案仍然是以铂类为基础的联合化疗。首选化疗方案不止一种，有卡铂+吉西他滨±贝伐珠单抗、卡铂+脂质体阿霉素±贝伐珠单抗、卡铂+紫杉醇±贝伐珠单抗、顺铂+吉西他滨化疗等方案。在联合方案的对比中，有研究显示，与卡铂+紫杉醇相比，卡铂+脂质体阿霉素组的无疾病进展期更长，不良反应发生率更低。对于一线接受过卡铂+紫杉醇的患者，铂敏感复发时选用卡铂+脂质体阿霉素可降低脱发、感觉神经病变及过敏反应的发生。复发时，化疗可以使用贝伐珠单抗，尤其对于控制腹腔积液有很好疗效，但是如果有消化道穿孔风险，禁用贝伐珠单抗。

（2）铂耐药复发或铂难治卵巢癌的化疗应如何选择

治疗首选非铂类单药化疗±贝伐珠单抗治疗。非铂类药物总体有效率为10%~30%。首选方案有很多种，包括环磷酰胺（口服）+贝伐珠单抗、多西他赛、依托泊苷（口服）、吉西他滨、脂质体多柔比星、脂质体多柔比星+贝伐珠单抗、紫杉醇周疗、紫杉醇周疗+贝伐珠单抗、拓扑替康+贝伐珠单抗等。

无论敏感复发还是耐药复发，复发患者的化疗均无唯一首选。临床医生根据前次化疗的药物选择、疗效、安全性和耐受性综合考虑，与患者沟通制订本次复发的化疗方案。需要告知患者治疗时间、毒性反应、获益情况，以及为减少并发症而可能采取的预防性治疗措施。

（3）什么患者可使用热灌注化疗，使用这个治疗可以获益吗

近年，一些研究提到了热灌注化疗。在理论上，腹腔热灌注化疗结合了热效应与局部化疗，可产生协同效果，提高病灶处药物吸收率，增加病灶区域内化疗药物浓度，有利于增强化疗药物的疗效；同时，腹腔热灌注化疗对腹腔内游离癌细胞和微小转移病灶具有机械性冲刷作用。

有一项多中心Ⅲ期研究显示，在行二次肿瘤细胞减灭术时同时进行顺铂热灌注治疗，比单独手术治疗的无疾病进展期、总生存期更长，且热灌注治疗并不会导致更高的副作用率。当然相较于其他类型，铂敏感复发患者从热灌注化疗中获

益更多。

目前正在进行的前瞻性随机多中心临床试验（复发性卵巢癌的腹腔热灌注化疗：HORSE）的结果将进一步为铂敏感复发患者的二次肿瘤细胞减灭术的术后治疗疗效提供依据。

3. 复发后如何选择靶向治疗

（1）抗血管生成药物都有哪些，应该如何选择，使用时需要注意什么

抗血管生成治疗是卵巢癌新的有前景的治疗方法之一。新生血管生成是肿瘤增殖和侵袭的必要步骤。许多研究表明，血管内皮生长因子过表达与肿瘤进展和生存率降低有关。研究表明，贝伐珠单抗可延长铂敏感、铂耐药复发或铂难治卵巢上皮性癌患者的无进展生存期。2014年，FDA批准以贝伐珠单抗为代表药物的抗血管生成药物用于复发性卵巢癌患者的治疗。

贝伐珠单抗对于控制胸腹腔积液的疗效明显。复发患者使用贝伐珠单抗一般为联合用药，多用于化疗+贝伐珠单抗治疗。GOG-0213研究发现，贝伐珠单抗联合化疗药物对铂敏感复发性卵巢上皮性癌患者的总生存期无影响，但可显著延长无进展生存期（13.8个月 vs 10.4个月）。耐药复发的卵巢上皮性癌患者化疗+贝伐珠单抗使用也比单纯化疗的无疾病生存期更长，可以增加3.3个月的无疾病进展期。

在PARP抑制剂的单药治疗中，联合贝伐珠单抗治疗可延长铂敏感复发性卵巢癌无疾病进展期6.4个月。其中，非BRCA基因突变患者生存获益更明显。除高血压外，血液学副作用在联合治疗组和PARP抑制剂单药治疗组上无差别。

抗血管生成药物可能出现消化道穿孔、高血压、蛋白尿。所以，有消化道穿孔风险的患者禁用，治疗期间除了常规检查，更需要特别监测尿常规和血压情况。

（2）是否应该在复发后使用PARP抑制剂作为维持治疗

答案当然是肯定的。由于PARP抑制剂在多个临床试验中的出色结果，美国FDA先后分别于2017年3月、2017年8月和2018年3月批准尼拉帕利、奥拉帕利及卢卡帕利用于所有铂敏感复发卵巢癌患者的维持治疗。奥拉帕利和尼拉帕利也分别于2018年8月和2019年12月在中国上市，获批同一适应证。目前，奥拉帕利和尼拉帕利已获批基本医疗保险，用药费用大幅降低。至少经济问题已经不再是使用PARP抑制剂的拦路虎。如果化疗后体力、血象满足使用条件，可在医生指导下使用药物，在前3个月需要更加频繁地就诊，进行检查。一些不良反应

后续会逐步减轻或消失。

（3）如果在复发后使用 PARP 抑制剂作为维持治疗，应何时开始，需要使用多长时间

如果复发后选择以 PARP 抑制剂作为维持治疗药物，需要在含铂化疗达到病情的完全缓解或部分缓解，患者体力状态和血象恢复后，尽早开始治疗。当然，大家需要明确的是维持治疗的目的是尽可能地延长复发时间。维持治疗相当于巩固治疗，复发后卵巢癌患者是以前在临床上可以停药的人群，所以维持治疗选择的用药一定是对这类人群利大于弊的药物，不良反应需要可控，在不影响甚至能够改善生活质量的前提下开始用药。3 个常用 PARP 抑制剂（奥拉帕利、尼拉帕利、卢卡帕利）的临床研究中，均要求在化疗结束后 8 周内开始用药，开始维持治疗直至疾病进展或发生不能耐受的毒性反应才停药。目前的好消息是，奥拉帕利、尼拉帕利已进入基本医疗保险，自费价格大幅下降，绝大多数患者不会因经济问题而不得不停药。

（4）使用 PARP 抑制剂的副作用有什么，多久能恢复，需要注意什么

在国外，奥拉帕利用于复发维持治疗的临床试验中时，常见副作用为中性粒细胞减少（19%）、咳嗽（18%）、白细胞减少（16%）、血小板减少（14%）、头晕（13%）、消化不良（11%）、肌酐升高（11%）。总体上贫血和其他血液学毒性为低级别，然而仍有 3 级以上不良事件发生。贫血发生的中位时间是 4 周（3 级以上贫血发生时间约为 7 周）。尼拉帕利不良反应与奥拉帕利相似，血小板减少明显更常见，通常发生在治疗早期，发生率随时间推移下降。

血液系统的主要副作用是贫血，血小板减少，白细胞、中性粒细胞减少。使用药物前进行基线血液检查，用药 12 个月内每月进行检查，如果发现异常，缩短检查间隔时间，至少每周进行检查。根据情况调整用药，减量或暂时中断治疗。如果中断治疗 28 天或已处于最低剂量仍未恢复，则需要停药。如果基本情况正常，用药 1 年后，可每 3 个月进行 1 次血液系统检查。

胃肠道反应，如恶心，常发生在治疗的开始阶段，多数患者发生在治疗开始的第 1 个月内。呕吐通常发生在开始治疗后的 2 个月内。生活中，患者应尽量吃易消化的食物，避免油腻等刺激胃肠道的食物。注意少食多餐，细嚼慢咽，减轻胃肠道负担。

乏力在治疗开始时也较为常见，随治疗时间延长，会有所改善。出现乏力时，患者应提高警惕，主动就诊，及时排除其他引起乏力的因素，如贫血、失眠、抑

郁、疼痛、甲状腺功能减退等疾病。

其他罕见副作用：骨髓增生异常综合征/急性髓系白血病（MDS/AML）的发生率低于 1.5%。虽然发生率极低，但是严重程度高。所有患者均存在 MDS/AML 的潜在因素——既往接受过铂类化疗。如明确诊断，应停药，并在血液科就诊治疗。非感染性肺炎的临床表现不一，受许多诱因（肺癌/肺转移疾病/基础肺病/吸烟史/既往化疗或放疗史）影响。如果诊断为非感染性肺炎，应停药，并进行治疗。

（5）复发后，是否可以不使用化疗，仅用 PARP 抑制剂

关于这个问题，在 2020 年 NCCN 指南中有明确规定：奥拉帕利可用于胚系 *BRCA* 基因突变患者且经受大于等于 2 线化疗以后的治疗。简单解释一下，"胚系突变"即"有遗传倾向的 *BRCA* 突变"，"经受大于等于 2 线化疗以后的治疗"即"本次复发是第 2 次以上复发"，无论这次复发是敏感性复发，抑或是耐药性复发，都可以使用，但如果是第 1 次复发，不能仅仅使用 PARP 抑制剂。因为 PARP 抑制剂为口服治疗，患者不用频繁住院，特别是对于反复复发，恐惧化疗的这部分人群。

尼拉帕利已获批进入中国，其适应证为：对于铂敏感复发，可用于 *BRCA* 基因突变或 HRD 阳性，且经受大于等于 3 线化疗以后的患者的治疗。可以解读为：只要是铂敏感复发患者，*BRCA* 基因突变（包括体系突变和胚系突变）或 HRD 阳性均可；"经受大于等于 3 线化疗以后的治疗"即是"本次复发是第 3 次以上复发"，第 1、2 次复发不能仅仅使用 PARP 抑制剂。综合来说就是，对于铂耐药复发，尼拉帕利仅可用于胚系 *BRCA* 基因突变，且经受大于等于 3 线化疗以后的患者的治疗。

卢卡帕利目前尚未获批进入中国，但我们同样也可以了解一下适应证：可用于胚系 *BRCA* 基因突变，且大于等于 2 线化疗以后的治疗。可以解读为：与尼拉帕利同样要求是胚系 *BRCA* 基因突变，"大于等于 2 线化疗"即是"本次复发是第 2 次以上复发的患者，敏感复发或耐药复发均可"，第 1 次复发不能仅仅使用 PARP 抑制剂。

（6）使用过 PARP 抑制剂，还可以再次使用吗

随着 PARP 抑制剂越来越多地应用于临床，包括一线维持治疗、复发后维持治疗、多线化疗后的使用，临床上会遇到使用过 PARP 抑制剂后是否能再次使用的实际问题，这也是患者特别想知道的问题。2020 年，ASCO 指南中不建议使用过 PARP 抑制剂后再次使用 PARP 抑制剂，这是因为目前没有高等级的临床试验

证据支持再次使用能够获益。患者在使用 PARP 抑制剂后复发，或者使用 PARP 抑制剂时复发，后续维持治疗 PARP 抑制剂是否仍有必要？使用方面有无区别？目前尚未能定论，复发患者的治疗选择可能更加复杂。

但是笔者建议，如果有合适入组的临床试验，这类患者如果有再次使用 PARP 抑制剂的机会，可尝试使用。现有 2 个大型临床试验——OREOⅢ期试验（NCT03106987）和 NCT02340611。OREOⅢ期试验（NCT03106987）旨在研究 PARP 抑制剂维持治疗后进展或复发患者，铂治疗有效（部分缓解或完全患者）或临床无病变证据（复发再次减瘤手术 R0 切除后）时，是否可再用奥拉帕利作为维持治疗。而试验 NCT02340611 旨在研究奥拉帕利进展后再次使用奥拉帕利+西地尼布是否有效。如有适合入组的患者，可进入试验。我们也可以期待这 2 个试验结果能回答有关复发后 PARP 抑制剂能否再次使用的问题。

4. 复发后如何选择免疫治疗

近年来，免疫治疗在一些肿瘤治疗中取得了令人瞩目的疗效。目前，免疫治疗对卵巢癌的治疗价值仍处于研究阶段。但是，美国食品药品监督管理局（FDA）批准程序性死亡蛋白-1（PD-1）的单克隆抗体用于高度微卫星不稳定性及存在错配修复缺陷的卵巢癌肿瘤的治疗。患者不需要掌握过多知识，记住几个概念要点即可。

（1）PD-L1 表达于肿瘤细胞，PD-L1 的表达似乎与预后相关

研究发现，PD-L1 表达于卵巢上皮性癌中，尤其是卵巢浆液性癌、透明细胞癌和卵巢癌恶性的腹水中。相对于 PD-L1/PD-1 低表达的患者，PD-L1/PD-1 高表达的患者无病生存期和总生存期更短。肿瘤组织中低密度的 PD-L1/PD-1 细胞与疾病的晚期阶段有关。高浸润的 PD-1 阳性免疫细胞的复发性卵巢癌患者有更长的生存期。

（2）免疫检测点抑制剂单独使用效果一般

免疫检查点抑制剂在一些卵巢癌患者疗效很好，且有效持续时间长。但是单独使用抗 PD-1 抗体或抗 PD-L1 抗体治疗卵巢癌的总反应率为 10%~25%。单独应用抗 PD-1 抗体治疗晚期复发卵巢癌疗效一般，肿瘤中 PD-L1 表达情况与免疫检查点抑制剂的疗效相关。

（3）免疫检查点抑制剂配合化疗使用可能效果更好

理论上，化疗能够直接对肿瘤细胞产生细胞毒作用，诱导细胞免疫原性产生，

扩大肿瘤新生抗原谱，减少免疫抑制的细胞数量，最终增强免疫反应的抗肿瘤作用。初步研究显示，吉西他滨能与免疫检查点抑制剂发挥协同作用，克服化疗耐药性。联合化疗和免疫检查点抑制剂治疗卵巢癌的疗效优于单独使用化疗。

免疫治疗能够显著增强 T 淋巴细胞，尤其是 CD4$^+$T 淋巴细胞的活化和树突状细胞的数量，促进具有抗肿瘤功能的免疫分子的表达，从而改善卵巢癌患者的生存结局。但有的化疗药物会削弱抗肿瘤应答。而且，化疗不仅仅会影响肿瘤细胞的分化，也会影响免疫细胞的分化。

（4）无明确证据显示免疫检查点抑制剂和 PARP 抑制剂联合使用可提高生存

理论上，似乎联合使用效果更好，但现有的Ⅲ期临床试验因为没有达到预设的无疾病生存期目标，已经提前终止试验。目前没有直接证据证实两者联合使用会增加疗效。

（四）有关生殖细胞肿瘤及交界性肿瘤复发治疗

1. 交界性肿瘤复发的治疗

卵巢交界性肿瘤多见于生育期女性，对于有生育要求的女性，初次治疗时，保留生育功能的手术是首选。术后仍需重视随访。对于复发治疗，不同于卵巢上皮性癌，仍以手术治疗为优先选择。交界性浆液性肿瘤的复发率约为 28%，多为晚期复发，一般病灶不大，手术切除不困难。如果将肿瘤完全切净，存活率可达 90%。卵巢黏液性交界性肿瘤很少复发，这可能和肿瘤包膜是否完整有关。浆液性交界性肿瘤卵巢包膜常常不完整，卵巢外瘤灶较多，手术不易切净。而黏液性交界性肿瘤绝大多数包膜完整，为Ⅰ期，卵巢外转移少见，复发少见。

复发治疗的术式主要有肿瘤细胞减灭术及保守性手术。再次手术时应全面评估患者年龄、生育状况及要求、复发病变的病理组织学类型及累及范围等，选择适宜术式。如首次手术是保留生育功能手术，复发多见于卵巢部位。如复发后术前无复发病理诊断，术中需要送冰冻病理明确复发肿瘤的性质。对于已完成生育，不保留生育功能者，可行全面分期手术（冲洗液细胞学检查，盆腹腔腹膜多点活检，大网膜活检或切除，复发部位卵巢切除，盆腔及腹主动脉旁淋巴结切除）或肿瘤细胞减灭术。若病变仍局限于卵巢（无卵巢外种植），患者仍要求保留生育功能，可保留子宫及对侧附件，若对侧卵巢有病变，病理仍为交界性肿瘤亦可行囊肿剥出术，保留生育功能。若有卵巢外种植病灶，组织学检查无浸润性种植，种植病灶可行彻底地手术切除（包括腹膜切除等），若能达到术后无残留病灶，可仍保留生育功能。若种植病灶为浸润性种植，则按卵巢浸润癌手术原则进行。

若首次手术为标准术式（已切除子宫及附件），复发多为卵巢外复发，其盆腹腔腹膜多有种植病变发生。手术探查同卵巢上皮性癌。行再次肿瘤细胞减灭术，治疗则应为彻底减瘤，尽可能达到 R0 切除。术中注意全腹探查，特别是探查腹膜、肠壁、膈下，部分可能涉及切除功能器官手术。此类手术要求高，施术者应有一定的经验和手术技能。需要多学科团队进行治疗。

由于复发病理有很小一部分可能是向卵巢浸润，可建议生育后进行全面分期手术。现有研究显示，保留生育功能手术术后复发风险率高于全面分期术，但令人欣慰的是，大多数复发后病理仍是交界性肿瘤，而且复发前后总体生存率差别不大，所以等到再次复发再行全面治疗是可行的，这也给有些患者带来生育的希望。

2. 恶性生殖细胞肿瘤复发的治疗

卵巢恶性生殖细胞肿瘤是一组好发于年轻女性且来源于胚胎原始生殖细胞的肿瘤，属少见的恶性肿瘤，仅占卵巢恶性肿瘤的 2%~3%。在没有有效的联合化疗方案以前，复发率极高（95% 以上）。1980 年以来，采取有效的以顺铂为主的顺铂+长春新碱+博来霉素（BVP）或顺铂+依托泊苷+博来霉素（BEP）联合化疗，复发率明显下降，为 10% 左右。对于复发性卵巢恶性生殖细胞肿瘤的处理，应该与原发肿瘤的治疗一样，仍以手术治疗为主，术后辅以有效的联合化疗。

（1）复发患者的手术治疗

卵巢癌的肿瘤细胞减灭术同样适用于复发的恶性生殖细胞肿瘤患者。手术的目标是 R0 切除。术中需要仔细探查，不要遗漏肿瘤。对于复发灶较大，累及范围较广的复发瘤，可考虑先期化疗 1~2 个疗程后进行手术。未成熟畸胎瘤常常发生肝脏表面或肝膈之间的复发灶，术中一定注意上腹部探查，对于这类患者，不要轻易放弃手术机会。复发手术中，即使探查没有大网膜的累及，仍建议常规切除，防止今后转移。卵巢无性细胞瘤腹膜后淋巴结转移率高，约 55.6%，故复发手术建议常规行盆腹腔淋巴结切除。

如初次手术是保留生育功能手术，术中如探查这些部位无转移灶，患者想再次保留生育功能是可行的。

（2）复发患者的化疗

再次肿瘤细胞减灭术在复发卵巢恶性生殖细胞肿瘤治疗中起着相当重要的作用，最大限度地减少瘤负荷，为术后积极有效的化疗奠定基础。如果初次手术后无化疗或化疗没有使用过以顺铂、博来霉素为主的联合化疗，应首选 BEP 或 BVP 化疗。化疗应强调正规、足量、及时。曾经用过博来霉素已接近或达到终生极量的患者用什么化疗方案是一个棘手的问题。

NCCN 指南提出对一线化疗后 AFP 和/或 β-HCG 水平持续升高并有残留病灶的患者，推荐采用紫杉醇+异环磷酰胺+顺铂方案（TIP）或干细胞移植支持下的大剂量化疗；已经接受多种化疗方案后仍有肿瘤残留或复发、已没有治愈性手段可用的患者，可采用 TIP、长春新碱+更生霉素+环磷酰胺（VAC）、长春碱+异环磷酰胺+顺铂、依托泊苷+异环磷酰胺+顺铂、顺铂+依托泊苷、多西他赛+卡铂、紫杉醇+卡铂、紫杉醇+吉西他滨、紫杉醇+异环磷酰胺、多西他赛、紫杉醇大剂量化疗。虽然自体干细胞移植在复发性睾丸肿瘤中有明确的作用，但是尚没有充分的证据证明可以将其作为复发卵巢恶性生殖细胞肿瘤患者的标准治疗。

应该鼓励复发及未控的卵巢恶性生殖细胞肿瘤患者参加临床试验，以期获得更好的治疗依据。

卵巢恶性生殖细胞肿瘤的治疗强调规范性，对于减少疾病复发起到重要作用。对于复发卵巢恶性生殖细胞肿瘤，满意的肿瘤细胞减灭术加标准的化疗对预后起着至关重要的作用。复发仍存在治愈的可能。要积极争取满意的再次肿瘤细胞减灭术机会。对年轻未生育患者可考虑再次保留生育功能的治疗。术后化疗方案仍有争议，可选择标准剂量的化疗。

（五）卵巢癌多次复发，如果现有治疗获益不大，应该怎么办

1. 临床试验是什么，如何获得临床试验信息

肿瘤的临床试验是一种探索性研究，目的是寻找治疗疾病、改善治疗的新方法，都是患者自愿参加。中国患者对"试验"这个词特别敏感，在

这里有必要着重强调一下临床试验问题。上面提到卵巢癌经多次复发，无疾病进展期逐渐缩短，多次复发的卵巢癌患者治疗极其困难，预后不佳。我国现行的临床试验都是由国家药监局获批之后，由正规医院开展的临床医学研究，很多临床试验的药物都是比较新的药物，可能会使参与临床试验的患者从新药中获益，当然一些临床试验是双盲随机对照试验，也就是说患者、医生在试验中均不知道治疗使用的是药物还是安慰剂，希望患者在入组临床试验前认真听取有关临床试验知情同意书的解释，了解入组方法、治疗方案、治疗的风险及患者的权益。肿瘤治疗药物和治疗费用较高，相当一部分治疗非基本医疗保险所能覆盖，故客观上讲入组临床试验对于患者及家庭确实能解决相当一部分压力。

临床试验信息的获取可以向所在治疗医院的医生了解，医院的通知栏或医院官网、公众号可能有相关信息。也可登录中国临床试验注册中心网站查询正在进行的药物临床试验信息，网站地址：http://www.chictr.org.cn/index.aspx。一些专业 App 上也能查找到相应信息，例如在手机 App 应用商店可以下载"药研社"软件，可以搜索到国内三级甲等医院在研的临床试验。如果要查找全球的肿瘤临床试验的情况，可以在美国国家癌症研究所的网站（http://www.cancer.gov/clinicaltrials）上搜索临床试验。此外，美国临床肿瘤学会的一些视频也回答了有关临床试验的常见问题（http://www.cancer.net/pre-act）。

2. 关注肿瘤患者及家庭的情感需求

前文多次提到，目前，卵巢癌是当成慢性疾病来处理的，在这个漫长的治疗过程中，患者和家人都承受着痛苦。女性患者比男性更容易产生焦虑、抑郁情绪，更容易产生挫败感。在卵巢癌的治疗过程中，医生要尽一切努力延长患者的无疾病进展期，提高患者的生存质量。保持良好的精神状态、保持充足的睡眠有利于提高免疫力，对抗击肿瘤有很大帮助，因此，患者也需要尽可能调整心态，在必要的情形下求助心理医生，不要对看心理医生、口服抗焦虑药物心存芥蒂。

作为肿瘤科医生，即使见惯患者得病后的紧张、震惊、焦虑，从对疾病否认、麻木，到认可疾病，积极治疗，委屈、怨恨，多种治疗无效时失望、挣扎的状态，我仍然对生命充满敬畏。每一位患者都是斗士，我们对患者和照顾她们的家人们表示由衷敬佩，但是作为医生，我们更希望患者在有效治疗中坚持治疗，在无有效治疗时能选择姑息治疗。这两种治疗的目的是不同的，在整个治疗期间，我们希望患者、家属能与主管医生充分沟通，不轻易放弃机会，也不做过度治疗。

3. 什么是安宁疗护，安宁疗护有什么作用

对于肿瘤患者，我们不得不提及，也无法回避一个问题——死亡。当我们用尽全身解数、绞尽脑汁、采取多学科团队治疗模式（multi-disciplinary treatment，MDT），却仍无法扭转结局时，我们希望患者能在这段时间得到特别的关注。在这个时候，治疗"少即是多"，减少或停止治疗肿瘤的无获益药物，适时进入姑息治疗，是一个合理的选择。

安宁疗护方式的开创者是英国人桑德丝（Dame Cicely Saunders）。1947 年，她负责照顾一位年轻的癌症患者大卫·塔斯马，由于当时医生对癌症患者的疼痛束手无策，桑德丝突发奇想："不知能否为癌症患者的疼痛做点什么，能否给他们更好的照顾？"于是她决定为癌症患者建立一个像家而不像医院的地方。安宁疗护（姑息治疗）的理念是给予那些对治愈治疗无效的晚期患者积极和全面的照顾，以控制疼痛及有关症状为重点，并关注其心理、社交及精神需要，目标在于提高和改善患者和家属的生活质量。宗旨是尊重生命，维护患者的尊严，协助患者安详离世。通过由医生、护士、志愿者、社工、营养师、心理师等人员组成的团队服务，为患者及其家庭提供帮助，在减少患者身体上疼痛的同时，更关注患者的生命质量及内心感受。

疼痛是晚期肿瘤患者常见的症状，缓解疼痛是最主要的治疗目的之一；同时还应尽可能帮助患者积极面对生活，正确认识死亡，减轻对死亡的恐惧。社工还需要协助患者调解、沟通一些可能困扰患者的家庭问题；适度进行洗澡、伤口护理、芳香按摩等舒适护理。让患者有尊严地走完人生最后一段旅程。让亲属悲而不伤，安然接受生与死的自然法则。

（宋楠）

九、卵巢癌定期随访

经过检查、诊断、手术、化疗、靶向治疗、免疫治疗等一场场与病魔的搏击后，我们终于取得了一个阶段性胜利，是的，这只是一个阶段性的胜利，因为卵巢癌有很高的复发风险，我们还不能掉以轻心。治疗结束后，患者应进行长期的随访及监测，并详细记录不同时期的症状及复查结果，以期尽早发现病情变化，及时给予治疗。

1. 阶段性胜利并不是最终胜利，卵巢癌治疗后定期随访必不可少

由于卵巢癌发病隐匿，很难早期诊断，多数卵巢癌患者就诊时已为晚期，即使经过手术、化疗等规范化的综合治疗，仍有很高的复发率，临床中超过 70% 的卵巢癌患者 3 年内可能发生复发及转移，并且随着复发次数的增加，复发间隔时间会逐渐缩短。多数患者复发初期时并没有身体的不适，而是通过定期复查时 CA125、CA199 等肿瘤标志物的异常升高，或是超声检查、CT 检查、MRI 检查等影像学检查发现既往病灶的动态变化或出现新发病灶等，确定疾病的复发及进展。所以无论是初治还是复发的患者，治疗结束后的定期随访是及时准确发现病情变化的主要手段，也是医生决定治疗时机、进行用药选择的主要依据。临床中一部分患者不按照医生要求定期随访，等出现腹胀、腹痛、疼痛、排便排尿困难等明显症状再到门诊复查，这时往往已出现盆腹腔广泛复发转移、远处转移，甚至多器官肿瘤侵犯导致功能障碍等，错失了最佳的治疗时机。所以，要再次提醒患者：定期随访不要省，不要等，您的医生期待着与您的每一次相约。

2. 卵巢癌治疗结束，如何做好随访计划，如何应对突发情况

当卵巢癌患者经过手术、化疗等综合治疗达到临床完全缓解（一般为患者原有症状消失、原升高的肿瘤标志物降至正常范围、影像学检查为阴性）时，需要开始定期的门诊随访。随访频率一般为：第 1~2 年，每 2~4 个月复查一次；第 3~5 年，每 3~6 个月复查一次；第 5 年以后每年复查一次。如果未到

复查时间，但患者出现自觉症状或身体不适应随时门诊复查。

当患者突发身体不适，症状较急迫，而距离原治疗及随访医院较远无法及时前往时，建议立即前往附近医院就诊，就诊时尽量带齐既往治疗过程中的病历资料及近期复查的全部检查结果，帮助接诊医生全面了解患者病史。向接诊医生详细描述本次症状出现的诱因，比如吃了什么、做了什么；症状的具体表现、开始时间和持续时间；是否自行用药、用了什么药、多大剂量、是否有效等，病情需要时也可以打电话与原手术及治疗医院主管医生沟通，以利于接诊医生结合既往病史准确判断目前病情，安排合理检查，给予及时有效的治疗措施。必要时在医生指导及帮助下，由专业医护人员及救护车辆护送转入上级医院进一步诊治。

3. 卵巢癌定期随访包括哪些内容

（1）询问病史：就诊时请告知医生近期有无身体不适，如发热、乏力、腹胀、腹痛、腹部包块、阴道出血、阴道排液、下肢水肿、是否正常进食及进食后有无不适、排便排气情况、排尿情况、体重有无变化等，近期有无自行用药等情况。病史的询问与准确告知是发现病情变化的第一步，就诊前患者可以与家人一同梳理一下近期的情况，如果内容较多也可以用表格进行归纳整理记录，以防就诊时着急有遗漏，也便于医生查看，提高诊疗效率。

（2）查体：医生会通过查体了解患者盆腹腔有无包块及疼痛等情况、阴道情况、体表淋巴结有无明显肿大、双下肢有无水肿等。

（3）肿瘤标志物：CA125、CA199 或其他治疗前升高的肿瘤标志物。

（4）B 超：盆腹腔、淋巴结 B 超；如有异常，进一步行 CT、MRI、PET/CT 等检查，通过影像学检查的前后对比及早发现病情变化。

（5）定期行胸部 X 线或 CT 检查。

4. 卵巢癌定期随访时有哪些注意事项

（1）预约：目前多数医院门诊为预约制，且各大医院门诊患者数量均较多，很难当天挂号当天就诊，所以为保证能按时复诊，患者需按照随访时间提前预约主管医生门诊。如短期内都无法预约主管医生门诊，建议患者预约主管医生同组的其他医生门诊，因同组医生对本组患者病情均有一定了解，以便就诊时为患者安排相应的复查项目。患者可通过各医院官网、微信公众号或电话等方式提前预约挂号。

（2）准备物品：就诊当天需携带就诊卡、医保卡、身份证、门诊病历本，根据病情需要可携带前次复查的检查报告。如近期在其他医院门诊做过检查及治疗，请带齐相应检查结果及就诊记录；如近期曾在其他医院住院治疗，建议复印全部住院病历，方便主管医生了解患者近期的病情变化及治疗经过，并根据患者的近况为患者安排本次复查项目，准确评估病情，为后续治疗或下次随访做准备。

（3）衣着：卵巢癌患者随访时经常会需要进行妇科查体，建议患者于就诊前做好个人卫生，于就诊当天穿着宽松、方便穿脱的衣裤，便于更好地配合检查。

（4）饮食：如复诊当日有需要空腹的检查或需要空腹采血，请一定按照检查要求提前做好禁食禁水，以免影响检查结果的准确性，甚至延误检查。合并有糖尿病的患者及年老体弱的患者，如就诊前未预约空腹检查项目，请正常进餐后就诊，待门诊开好检查申请单，预约好空腹检查项目具体时间再另行空腹到医院检查。以免复查当日门诊排队就诊时间较长，发生低血糖等的风险。

5. 如何配合医生做好妇科查体

卵巢癌患者在复查时，经常需要进行妇科查体。然而妇科查体恰恰是大多数女性患者最为抗拒的一项检查。一是妇科查体时需要患者"脱掉裤子"，在"外人"面前裸露检查对大多数人来说是一件特别害羞又尴尬的事情，如果恰好复诊医生又是一名男医生，那很多患者就要逃之夭夭了；二是妇科指诊时，受检者常会有不同程度的不适感甚至是疼痛感，这也是让很多患者对检查望而却步的原因。然而，妇科查体可以帮助医生了解患者的盆腹腔及阴道等情况，协助判断病情，是复查不可或缺的一部分。如何做才能消除检查前的紧张恐惧，减轻检查过程中的不适感，更好地配合医生完成检查呢？首先，理解妇科查体的必要性，消除内心的抵触情绪。一方面医生都经过专业的学习及培训，有丰富的临床经验，检查动作比较轻柔；另外，男医生为女患者进行检查时，会有女护士或女家属陪同；并且检查过程中出现任何的不适感或疼痛都可以与检查医生进行沟通，随时调整或终止检查。其次，检查前需排空膀胱，以免充盈的膀胱影响检查结果。再次，认真听从医生指导，摆好检查体位。妇科查体时患者需要平卧于专业的妇科检查床上，采取截石位，臀部需位于检查床的外侧缘，双腿充分外展，以利于置窥器后充分暴露视野。总之，妇科查体并不是洪水猛兽，放松心情，充分信任医生，查体就会轻松完成。

6. 维持治疗的患者也要定期随访吗

维持治疗是指卵巢癌经过手术或化疗等综合治疗后达到临床完全缓解或部分缓解，继续应用化学药物、靶向药物等进行的治疗，目的是延缓复发，减少耐药，延长无进展生存期和总生存期。维持治疗分为一线维持治疗及复发维持治疗。根据国际国内指南及专家共识的推荐，目前，临床中常用的维持治疗主要包括多腺苷二磷酸核糖聚合酶（PARP）抑制剂（如奥拉帕利、尼拉帕利、卢卡帕利等）和抗血管生成药物（如贝伐珠单抗等）等，这些药物在临床应用过程中可能出现相应的副作用及并发症，如 PARP 抑制剂用药过程中可能出现乏力、恶心、呕吐、腹痛、腹泻、贫血、中性粒细胞减少、血小板减少等，抗血管生成药物用药过程中可能出现高血压、出血、动脉血栓、肠穿孔等。在维持治疗期间应定期监测血压、血常规、尿常规、生化指标、心肺功能等，同时患者应将用药期间出现的不舒服的症状、症状出现的时间、严重程度、是否自行用药等在随诊时告知医生，医生将根据患者不良反应轻重程度安排进一步检查，必要时调整用药剂量或停药。除上述检查外，还需定期行妇科查体、肿瘤标志物（CA125、CA199 等）及盆腹腔超声或 CT、MRI 等影像学检查，评估用药疗效，医生将根据患者病情变化及时调整治疗方案。所以，维持治疗期间定期随访也是至关重要的。

7. 手术后初次复查，您真的准备好了吗——医生篇

刚经历了一次重大手术，出院回家，无论是患者本人还是家属都有些手足无措，吃饭、睡眠、走路、坐卧，仿佛生活中每一个环节都有好多疑问。等啊等，盼啊盼，终于盼到了第一次复查的日子。心里的问题千千万，到了诊室门口看到排成长龙等着就诊的患者，被患者层层包围、忙得焦头烂额的医生，心里不免紧张和焦虑：患者太多，医生没办法和我们慢慢谈。那么问题来了，如何在有限的就诊时间里高效解决我们的诸多疑问呢？别担心，我们帮大家做了简单的梳理。

首先，为了了解患者术后的恢复情况，医生经常会问患者如下一些问题，患者可以提前做好准备，以免遗漏或回答不准确影响医生判断。

（1）这段时间您有过发热吗？（医生想了解患者是否有感染的情况。）

如果有，接下来您要回答是什么时间出现的发热，体温多少度，有什么伴随症状，发热持续了多久，用过什么药，近日是减轻了还是加重了等。

（2）您最近都吃些什么？吃饭后有没有什么不舒服？每天都有排气排便吗？（医生想了解患者的术后胃肠功能恢复的情况。）

（3）您排尿顺畅吗？排尿时有没有疼痛感？（医生想了解患者膀胱功能恢复的情况及是否有泌尿系感染的可能。）

（4）您近期阴道有没有出血或排液？（针对全子宫切除术后的患者，了解阴道断端恢复情况。）

（5）您还有其他什么不舒服的地方吗？（可以参考下文的内容）

8. 手术后初次复查，您真的准备好了吗——患者篇

和医生进行简短的一番沟通过后，就诊前紧张焦虑的情绪终于平复下来。

整理一下思路，让我们也来问问医生吧：

（1）我们先想一下，除了刚才医生问过的问题，还有什么其他情况是术后新出现的，影响到您目前生活的。当然，您的睡眠、情绪问题也包含其中。如果您是一位年轻的患者，手术前没有绝经，由于疾病的需要手术切除了双侧卵巢，术后可能会出现睡眠障碍、情绪不稳定、潮热、盗汗等更年期症状，及时将这种情况告诉医生，医生会给您相应的药物治疗，帮您缓解这些症状，同时指导您如何预防后续可能出现的骨质疏松、心脑血管疾病风险等。

（2）医生，我还有什么是不能吃的吗？（看到了吗，不要问医生能吃什么，报菜名可不是医生的强项。问不能吃的东西，医生就会根据您刚才提供的信息，判断您胃肠功能的恢复情况，给您针对性的指导。）

（3）医生，我还需要后续治疗吗？

（4）回去后，我还有什么需要注意的事情吗？

（5）下次什么时候来复查：患者以为问题都解决了，心情也变得舒畅了，要与医生再见了！实际上复查还没结束，您还需等等，接下来医生会为您做查体，开具血常规、血生化、肿瘤标志物、盆腹腔超声或 CT、MRI 等检查申请单，待结果全部回报医生看过评估后，我们的这次复查才算大功告成。

9. "漂泊式"复查的患者，哪里是您的家

卵巢癌治疗完成后，医生会建议患者定期回医院复查，如果患者家在外地，交通不便，无法如期来院复查，则建议就近选择一家有资质的医院和医生进行定期随诊，以便获得连续的病史及检查资料的前后对比，及时发现病

情变化，以便医生尽早给予进一步处理及治疗。

但各大医院门诊也有一部分这样的患者，手术在一家医院进行，术后化疗在另一家医院，之后的复查也都在不同的医院，一直"漂泊不定"。当医生询问病史时，患者及家属往往不知道自己的疾病的详细情况，如原发肿瘤部位、病理类型、分化程度、疾病分期、做过何种治疗、具体用药方法及剂量，治疗后不良反应有哪些，到什么程度等专业的问题，提供的检查资料也缺少连续性，或缺东少西，或检查项目不同无法进行对比，让医生很难获知患者的诊断及治疗过程，无法通过定期复查结果对照评估病情复发及进展情况，更无法为患者提供最佳的治疗方案。

临床中，肿瘤的诊断治疗及随访是一个长期的过程，医生与患者就像一家人，在这个家庭中，医生就像家长一样，既要了解患者身体上的不适，也要了解患者情绪上的的波动，再给予最大的帮助。所以，亲爱的患者，不要在外"漂泊"了，找一个稳定的家，可以收获更多的帮助。

10. 卵巢癌治疗后，如何提高患者的生活质量

临床中，多数卵巢癌的患者都经历过确诊、手术、化疗等一系列艰难痛苦的经历，身体所承受的痛苦加上精神上的创伤，双重打击，经常让人会变得消沉和迷茫。随着医学的进步，手术、化疗、内分泌治疗、靶向治疗、免疫治疗等治疗的新手段、新药物层出不穷，患者的生存期也得到了显著延长。我们治疗的目的不再仅仅是"活着"，还要"好好活着"。所以，肿瘤治疗结束，并不是完全意义上的结束，帮助患者重新回归到家庭生活和社会生活当中，才是真的提高患者的生活质量。

首先，患者的丈夫、家人的支持和鼓励对患者的康复至关重要。比如恢复妻子、母亲的角色，参与家务劳动、子女教育，恢复性功能等，可以帮助患者重拾生活的信心。其次，在患者身体情况允许的情况下，鼓励患者重新回到工作岗位，做些力所能及的工作，可以帮助患者走出疾病的阴霾，找到自己的社会价值。同时，患者可以适当做些运动，如散步、瑜伽、游泳等，既可以愉悦心情，又能够锻炼身体。总之，帮助肿瘤患者更好地生活，需要医生、患者、家属及社会的共同努力。

（王红国）

图书在版编目（CIP）数据

卵巢癌 / 高雨农主编 . —北京：人民卫生出版社，
2023.2
（肿瘤科普百科丛书）
ISBN 978-7-117-34107-3

Ⅰ. ①卵… Ⅱ. ①高… Ⅲ. ①卵巢癌 – 普及读物
Ⅳ. ①R737.31-49

中国版本图书馆 CIP 数据核字（2022）第 227781 号

人卫智网　www.ipmph.com　医学教育、学术、考试、健康，
　　　　　　　　　　　　　　购书智慧智能综合服务平台
人卫官网　www.pmph.com　人卫官方资讯发布平台

肿瘤科普百科丛书——卵巢癌
Zhongliu Kepu Baike Congshu——Luanchaoai

主　　编　高雨农
出版发行　人民卫生出版社（中继线 010-59780011）
地　　址　北京市朝阳区潘家园南里 19 号
邮　　编　100021
E - mail　pmph @ pmph.com
购书热线　010-59787592　010-59787584　010-65264830
印　　刷　北京盛通印刷股份有限公司
经　　销　新华书店
开　　本　787×1092　1/16　印张：9.5
字　　数　165 千字
版　　次　2023 年 2 月第 1 版
印　　次　2023 年 2 月第 1 次印刷
标准书号　ISBN 978-7-117-34107-3
定　　价　49.00 元

打击盗版举报电话：010-59787491　E-mail：WQ @ pmph.com
质量问题联系电话：010-59787234　E-mail：zhiliang @ pmph.com
数字融合服务电话：4001118166　E-mail：zengzhi @ pmph.com